DESCRIPTION

DES CAUSES ET DES EFFETS

DU

DIABÉTÈS.

IMPRIMERIE DE H. FOURNIER,

RUE DE SEINE, N° 14.

DESCRIPTION

DES CAUSES ET DES EFFETS

DE LA MALADIE

CONNUE SOUS LE NOM

DE DIABÉTÈS,

Par M. PHARAMOND,

DOCTEUR MÉDECIN DE LA FACULTÉ DE PARIS, EX-MÉDECIN EN CHEF DES HÔPITAUX CIVILS ET MILITAIRES DE LA VILLE DU CAP-FRANÇAIS, ENSUITE DE CEUX DU FORT-DAUPHIN, ILE SAINT-DOMINGUE, MÉDECIN-ACCOUCHEUR, MEMBRE DU CERCLE DES PHILADELPHES, ET DE PLUSIEURS AUTRES SOCIÉTÉS LITTÉRAIRES.

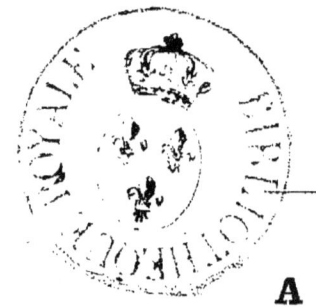

Incognitâ causâ, nulla spes erit ultrà.

La science entière repose
Sur la connaissance de cause.

A PARIS,

CHEZ GABON, LIBRAIRE-ÉDITEUR,
Rue de l'École-de-Médecine, n° 10;
DELAUNAY, LIBRAIRE, AU PALAIS-ROYAL.

A MONTPELLIER, CHEZ GABON, LIBRAIRE.
A BRUXELLES, AU DÉPOT DE LIBRAIRIE MÉDICALE FRANÇAISE.

1829.

PRÉFACE.

Se taire sur les erreurs sensibles au jugement, et qui pèsent sur l'humanité, c'est se rendre coupable de complicité des maux qui l'affligent. Si la vérité doit jaillir du choc des opinions, il importe donc essentiellement au bonheur de la vie humaine de solliciter l'évidence de toutes celles qui peuvent lui être utiles, et tourner à l'avantage de la nature souffrante.

Il arrive souvent que d'idées les plus simples, on tire des inductions favorables à la découverte de vérités physiques; base la plus importante des vérités morales et de la science médicale. Depuis le commencement des siècles, celle-ci est cruellement livrée à l'impulsion mensongère de brillans systèmes, qui, loin d'éclairer les ténèbres de l'esprit, ajoute à leur obscurité, et appesantit de plus en plus les chaînes de ces vérités générales, après lesquelles soupire la raison humaine.

Tous les esprits séduits par une brillante imagination croient avoir saisi les principes lumineux des divinités bienfaisantes; et leur orgueil, enflé d'un prestige séducteur, de l'éclat éblouissant des fausses vérités, adopte, préconise, déifie ces trompeuses apparences, les embellit d'un caractère qui fait rougir la nature; et c'est ce caractère imposteur qui va désormais empoisonner l'esprit novice, sans défiance, et devenir l'oracle de toutes ses actions médico-prati-

1

ques; incapable encore de faire attention qu'il embarque sa destinée et celle d'autrui dans un vaisseau vermoulu dont le naufrage est certain.

Il en coûte, sans doute, à ma sensibilité de signaler la pénurie absolue de l'aitiologie, d'où doit émaner nécessairement ce déluge de fautes graves qui inonde le vaste champ de l'humanité; mais les plaintes éternelles de celle-ci m'imposent la nécessité de rompre un silence inhumain; silence qui n'aurait pas dû devenir le partage de tant de génies supérieurs, seuls propres à éclaircir tous ces doutes; à mettre tout à sa place, à parcourir tous les départemens qui constituent la diversité d'empire de l'idiosyncrasie (tempérament particulier à un individu exclusivement), et de la nature humaine; à caractériser leur essence particulière; à régulariser toutes ces actions pathologiques, et à régler toutes celles de la thérapeutique. C'est alors seulement que les pas de la science médico-pratique seront rassurés, surtout si cet arbre à fruits bienfaisans est sagement élagué de ces honteuses et meurtières excroissances parasites qui le déshonorent, et le rendent responsable de faits criminels qui lui sont étrangers.

Je rends graces à l'esprit d'observation sur toutes les maladies qui affligent l'espèce humaine, de m'avoir mis à même d'apprécier les diverses nuances de celle qui est connue sous le nom de Diabétès; maladie, dont le caractère a jeté, jusqu'ici, tous les esprits dans la plus grande confusion, et dans l'incertitude de sa cause éloignée, prochaine et immédiate (seul fondement de la thérapeutique), et des moyens propres à y remédier.

On doit rapporter le vice de cette incertitude à la

servile tradition des auteurs anglais qui, peu jaloux de remonter à la vérité des causes, ont donné à plein collier dans tous les hasards d'une administration médicamenteuse qui répugne à la nature, au sens et à la raison la plus commune. C'est ainsi que la chaîne des erreurs se multiplie, s'identifie avec l'esprit humain, et empoisonne la science.

Le silence de la réfutation autorise, accrédite toutes ces doctrines, que la raison physico-médicale dédaigne, comme le fruit amer d'hypothèses les plus ridicules. Elles semblent, en effet, porter toutes avec elles un caractère de vérité qui flatte, séduit tous ceux qui ne veulent pas prendre la peine de penser, de réfléchir à ce que la triste prévention dicté à leur crédulité, et cherche à mettre sous leurs yeux. On croit que le lit est bien fait, qu'il n'y a rien à ajouter, que l'on doit s'y endormir paisiblement et avec confiance. C'est ainsi que l'esprit neuf, sans raisonnement et sans expérience, est abusé par des apparences trompeuses. Le Diabétès en offre des preuves incontestables, puisque depuis la fondation de l'ère médicale, on n'a pas encore reconnu le véritable siège de chaque espèce de maladie, le caractère qui est propre à chacune d'elles, et particulièrement du Diabétès, plus commun, quoi qu'on en dise, qu'on ne pense.

Je ne doute point que mes réflexions aitiologiques et pathologiques sur le Diabétès, fondées sur les observations les plus manifestes, ne dessillent les yeux à la pratique médico-routinière, et ne lui fassent abandonner le système absurde de *relâchement du tissu rénal*, etc., que nous croyons avoir combattu victorieusement avec les armes de l'irréfragable expé-

rience, dans notre opuscule sur cette affection si mal
conçue jusqu'ici.

Les praticiens, et principalement ceux qui exercent
un art qu'ils n'ont jamais appris à connaître, ou
bien superficiellement, se livrent complaisamment,
et avec une extrême confiance, à ces idées hypothé-
tiques, plutôt qu'à un scepticisme utile à l'examen
rigoureux de ces mêmes idées, à l'esprit d'analyse et
de rapport exact avec les vérités physico-morbides;
et dès-lors tous abondent dans le sens d'une opinion
absolument étrangère au véritable *statu quo*; comme
l'on peut s'en convaincre dans la cause imaginaire du
Diabétès, que l'on a placée exclusivement dans les organes urinaires; tandis que l'œil clairvoyant de la
raison et de l'expérience prouve le contraire jusqu'à
l'évidence.

Comment pourrait-on donc se promettre quelque
succès dans l'art de guérir, si les saines notions sont
étouffées sous le poids des illusions, qu'une sage et profonde méditation rencontre, à chaque instant, dans le
pitoyable spectacle des suppositions, où aucune apparence de vérité ne se montre pour y jouer son rôle?
Comme les notions naturelles ne peuvent jamais induire en erreur, elles sont la mère de la science, et
le fondement solide de son pouvoir. Cette mère
savante ne trompe jamais le médecin qui, abjurant
toute autre impulsion, se livre avec confiance à ce
guide infaillible, et peut sans crainte s'adresser à elle
dans tous ses besoins. Elle lui donne, d'abord, la sagacité d'esprit, développe son intelligence, étend infiniment sa raison, élève son génie, lui apprend à démêler les secrets mystérieux de la nature, et à dissiper tous les nuages qui oseraient se présenter à lui

pour en obscurcir l'action judicieuse. Sans le secours de cette mère ingénieuse, le praticien erre diversement dans les routes innombrables que lui a ouvertes l'esprit hypothétique ; esprit qui n'a jamais connu le langage de la nature, et par conséquent de la raison. Conçu dans l'ignorance ; ignorant d'habitude, parce qu'il est privé de l'influence et des soins de cette mère féconde en élémens immuables de l'instruction physique..... Quels titres ! Ils couvrent de confusion, sans étouffer le germe de confiance que l'aveugle présomption vérifie sans cesse, et empêche de reconnaître le souverain domaine de cette unique mère. O Divinité scientifique ! daigne communiquer à ces ames, hélas ! trop circonscrites, l'éclat de tes lumières, et les laver de plus en plus des souillures systématiques qu'elles ont contractées ; *eas amplius lava ab iniquitatibus illis!* Daigne, puissante protectrice, prouver à la plupart de ces médecins postiches et paresseux, qu'ils se sont endormis sur les obligations que ce titre seul leur imposait ; qu'ils ne devaient vivre, respirer, agir, que pour la gloire de la science, le bonheur de la société ; et que toujours, ou presque toujours, ils se sont écartés des voies de la pathologie, sagement raisonnée sur les principes immuables de la nature, où les engageaient l'honneur, le devoir, et le désir de faire le bien ?

S'ils ne descendent pas dans l'humiliant aveu d'avoir vécu dans les sentiers tortueux que leur avait pratiqués l'immense concours de fastidieuses hypothèses, l'humanité aura la douce satisfaction de les voir abjurer tacitement toutes les erreurs qui, électrisant leur tête, avaient obscurci leur pénible carrière, et l'avaient parsemée d'innombrables écueils. Revenus de leur égarement, ils s'applaudiront sans cesse d'être rappelés aux lois de la nature, dont l'étude approfondie leur expliquera toutes les difficultés des diverses lésions organiques, la diversité des tempéramens, leur force et leur faiblesse, leur tendance particulière à telle ou telle affection, la complication des maladies, leur type naturel, leur cause première et prédisposante, l'émanation des causes secondaires, la distinction importante des symptômes idiopathiques d'avec les sympathiques (source éternelle d'erreurs graves que l'affreux système du jour a multipliées à l'infini), éclairera le pronostic, rassurera la confiance, consolidera l'édifice de la thérapeutique, que l'influence perfide des systèmes a si rudement ébranlé, et enfin, redonnera la vie à la plus précieuse des sciences, à laquelle le genre humain sera redevable d'une infinité d'autres vies, que les erreurs de la déraison étaient près de lui ravir.

L'expérience de tous les jours nous apprend que c'est à la fausse doctrine que l'on doit rapporter des accidens bien graves dans le cours des maladies mal jugées, et souvent la mort, si le tempérament des malades n'a pas la force de résister à l'action mortifère de l'aveuglement, tandis que le vrai médecin de la nature, prudent, sage et éclairé, prévient tous les désordres funestes, en délivrant l'économie vivante d'un ennemi mortel.

La circonstance de la maladie diabétique de madame Caldesaygues, habitante de Milhau, département de l'Aveyron; et les diverses discussions qui se sont élevées entre les gens de l'art, ont donné lieu à mon ouvrage sur cette intéressante matière, qui n'avait pas encore paru dans son véritable jour, qui était noyée dans un gouffre d'hypothèses les plus ridicules, et qu'il importait essentiellement, pour le bonheur des personnes qui en sont atteintes, d'affranchir du joug tyrannique du plus absurde préjugé, et de la peindre avec les couleurs qui lui sont propres, justifiées par le raisonnement le plus naturel, et par mille observations qui rendent la cause de cette maladie incontestable, dont j'ai rapporté un petit nombre, et trois sur les animaux, dont la classe entière n'est peut-être pas exempte.

On me blâmera, sans doute, d'avoir courageusement signalé l'erreur qui captive une grande partie de l'esprit médical depuis des siècles. Mais l'humanité, si vivement outragée par les prestiges de l'imagination, me saura un gré infini d'avoir osé entreprendre la tâche pénible de sa défense, et d'avoir encouragé les génies de la science dogmatique qui, par de vaines considérations, ou par une apathie impardonnable, n'ont pas daigné prendre le moindre intérêt à elle, lever le masque, et déclarer une guerre à mort à ces opinions déréglées, qui font des plaies si profondes dans le cœur de la société.

Il est étonnant qu'un but aussi utile, aussi glorieux, n'ait pas été rempli depuis des siècles, et qu'il soit réservé à des talens aussi médiocres que les miens, de réveiller l'attention de ces ingénieux interprètes des mystérieux mouvemens de la nature, saine ou malade, et de les supplier instamment, au nom de cette infortunée humanité, d'aplanir tant de difficultés, de mettre tant de paradoxes en évidence, de rectifier tant d'erreurs, d'opposer à leur torrent dévastateur une digue indestructible, et prévenir, par là, tant d'épouvantables équipées.

Dans les sciences humaines, plus on approfondit,
plus on trouve de difficultés, plus on doute; dans
celles de la médecine, plus on étudie les systèmes
de la nature, plus on découvre des vérités. *Nihil ma-gis erubescit quam abscundi.* « Elle ne craint rien tant
que les ténèbres. » Elle a deux ennemis redoutables,
la présomption et l'imprudence; et toutes deux sont
les filles de l'impéritie. Après avoir passé les nuits à
bâtir leurs absurdes systèmes, que Rousseau appelle
avec raison

> Des riens pompeux avec art enchâssés
> Dans d'autres riens, fièrement énoncés,

les erroristes s'empressent de les mettre au grand jour,
et de leur faire courir la bonne aventure, par le secours de prôneurs ignorans et crédules. Un autre Ju-
vénal pourrait dire encore avec raison :

> Difficile est satiram non scribere; nam quis iniquæ
> Tam patiens urbis, tam ferreus, ut teneat se.
> Juv. *sat.* I, vers 3o.

« Il est difficile de ne pas médire; car qui peut supporter, sans
s'émouvoir, les égaremens de notre siècle? »

Je viens, raison auguste, reine du monde, recom-
mander à ta protection ce faible ouvrage, entrepris
par ta seule inspiration, et sous tes heureux auspices,
pour conjurer les maux qui assaillent, de toute part, ce
pauvre genre humain, et inviter le vrai génie médical
à se montrer et à planer enfin, d'une manière efficace,
sur ces matières, et sur leur cause directe ou indirecte; sinon pour mettre un terme à tant de calamités, du moins pour les affaiblir, et les rendre plus
rares; ce qui paraît fort facile si tu dis un mot.
Daigne donc, précieuse amie de l'homme, descendre
du haut de ton trône, et venir éclairer tous ces es-

prits frivoles , bercés de chimères , plongés dans l'a-
bîme des sophismes , et leur montrer les rayons de ta
lumière céleste! Daigne attirer les regards , non-seulement de ces professeurs de tant de fausses doctrines
qui te font rougir , mais encore de tous ceux qui sont
journellement exposés à en devenir les victimes ! Fais
voir que tu es la seule puissance qui doit gouverner la
société humaine ! Rends infini le nombre de tes enfans , et dignes d'une telle mère , par l'exacte observation de tes lois immuables ! Ouvre-leur ton sein si
fécond en merveilles , et montre-leur la voie qui doit
les retirer de ce chaos de tant d'idées confuses , où la
désertion de tes principes invariables les a plongés !
Fais voir à ces esprits égarés , faibles et bornés, les attributs brillans de ton empire , et prouve-leur que tu
es la seule Divinité qui doit présider à toutes leurs
actions , s'ils veulent connaître les véritables jouis-
sances de l'ame ! Romps enfin les liens qui enchaînent
l'esprit humain dans une éternelle enfance , et montre-
lui l'éclat de tes vérités infaillibles et consolantes ! Ne
cesse de dire à ces cœurs égarés et endurcis: *Quærite
me , et me invenietis.* « Persévérez dans la résolution de
» vous défaire des ennemis qui étouffent votre intelli-
» gence , et qui me déshonorent; dès-lors je devien-
» drai votre guide fidèle , et vous ferai distinguer les
» vérités bienfaisantes qui caractérisent mon essence,
» des erreurs grossières qui ne cessent de la déchirer. »

Comme le Diabétès est une maladie chronique , je
ne pense pas que le lecteur puisse trouver mauvais
que je sois entré dans la description des causes qui
engendrent des effets tout-à-fait opposés à ce flux immodéré d'urine , auquel l'animalité est peut-être sujette , et auquel l'on ne fait pas assez d'attention. Une

sage réflexion suffit, sans doute, pour faire reconnaître l'importance de l'observation; et celle-ci réveille la raison physico-médicale, qui ne tarde pas à lever le coin du voile qui dérobait à la faible sagacité, la vérité des principes morbifiques, et la rendait inabordable. On en trouve un exemple frappant dans l'admission exclusive d'une seule et unique cause du Diabétès de toute espèce ; *le relâchement du tissu rénal*, etc., aussi étranger à cet organe que les calendes aux Grecs ; et c'est sur la base de cette opinion dénaturée que l'on a entrepris d'établir un traitement qui répugne aux connaissances humaines, à la raison et à la nature : aussi l'expérience fatale n'a que trop convaincu de ses sinistres effets, depuis que cette opinion a prévalu.

Si les écrivains réfléchissaient un peu plus sérieusement à ce qu'ils pensent, ils écarteraient de leur plume cette foule d'erreurs que la seule prévention a mises au grand jour, et à portée de faire beaucoup de mal. Que de fausses richesses ne rencontre-t-on pas dans les livres, même dans ceux que l'on donne comme élémentaires (on en est convaincu par ceux du jour) ! que d'opinions erronées qui indignent la nature, et qu'elle s'empresse de condamner au plus grand mépris ! le clinquant, que le luxe étale aujourd'hui avec la plus grande profusion n'est pas comparable à celui de l'esprit médical. Eh ! c'est en vain que l'on y cherche l'objet le plus précieux de la science, le critérium et la causalité, seule boussole qui préserve le pilote de la santé du naufrage.

L'inspiration de la nature, le jugement sain n'y rencontre que les talens de l'esprit, et une éloquence séduisante, entraînante, si l'on ne se tient en garde contre ces impressions romanesques ; mais une jeunesse ardente, sans réflexion, sans jugement, et sans expérience, pourra-t-elle se défendre de ses attraits ? Ah! non, sans doute, puisque la science physiologique a tellement tourné la tête du monde médical moderne, qu'on ne rêve plus que physiologie, cet être passif; et, faute de saines notions, on s'en est emparé pour en faire l'agent principal de toutes les actions physiques et morales. De là la physiologie des passions, du goût ; et bientôt nous allons voir éclore la physiologie des sentimens, avec leurs diverses nuances, celles du bon sens, de la raison, de l'intelligence, du génie, des mathématiques, de l'algèbre, de la géométrie, de l'astronomie, de la saine législation, de la charité ; de la bienfaisance, des vertus et des vices, de la concorde universelle, des liens indissolubles de la société humaine, de la civilisation, de l'éternelle et respectueuse subordination, de l'art oratoire, de la justice, de l'agriculture, du commerce, de la navigation, etc.; etc.

N'a-t-on pas poussé la démence jusqu'à substituer aux lois de la nature celles de la physiologie, qui ne sont que secondaires, et de leur donner la faculté exclusive d'animer, de mouvoir tous les organes qui constituent l'économie vivante ; de leur répartir les divers degrés d'énergie vitale, de forces physiques et morales, d'accabler les uns de stupidité, d'élever les autres aux plus vastes conceptions et au-dessus de la sphère commune ; tandis que cette misérable physiologie, quel que soit son caractère, n'est autre chose que l'examen scrupuleux de ce mécanisme merveilleux, de sa nature, de l'usage et du jeu de ses divers ressorts. Si ces gros matériaux, qui constituent la machine

animale , ont pris naissance dans le liquide régénérateur , comment peut-il se faire qu'ils ne soient plus
subordonnés à son influence et qu'ils soient arrivés au
point de donner à leur tour des lois d'asservissement
à leur fluide créateur ? O fatale erreur !

Un maître qui n'a en partage que l'éloquence d'un
esprit faux et exalté , qui n'enfante que les phénomènes , des suppositions qu'il vivifie à son gré , pourra-
t-il jamais se promettre de rassurer les premiers pas
de cette jeunesse timide et crédule sur la voie d'une
instruction naturelle et solide , et de lui ouvrir l'œil
de la raison pour lui faire apercevoir les erreurs qu'il
professe ?

Comme la vérité des causes est le seul fondement
des connaissances humaines pour arriver aux résultats
heureux qui honorent les sciences, à plus forte raison,
celle qui tranche toutes les difficultés dans la pathologie,
ouvre la voie des certitudes thérapeutiques , et ferme
l'abîme des suppositions funestes. Il importe donc essentiellement à l'esprit médical , s'il désire faire le
bien de l'humanité , d'abandonner le sentier obscur
et pestilentiel des hypothèses brillantes qu'a enfantées
la déraison , et que la moindre inspiration du génie de
la nature ne cesse de mettre en évidence. Le langage
de la vérité est le seul qui plaît , séduit tout le monde ,
le met à même d'en apprécier les principes , consacrés
par la raison physico - médicale , et d'effacer les
fausses impressions d'un art ingénieux et persuasif.

On doit être de plus en plus convaincu , aujourd'hui,
que la voie de la routine s'est tellement agrandie , que
la moitié du monde médical y a marché , y marche
encore en poste , sans vouloir jamais prendre la peine
d'en dissiper les ténèbres par le secours du flambeau

de la scrupuleuse observation, d'une profonde méditation et d'un raisonnement physique.

L'usage irréfléchi et immodéré des prétendus spécifiques, tels que le quinquina, le mercure, les sangsues, etc., etc., sans appréciation des circonstances
exclusives, des complications des maladies, sans préparation quelconque, surtout pour l'usage routinier
du quina, donné à haute dose dans les fièvres inter-
mittentes, où l'on voit succomber tant de malades
sous cette folle administration, etc.; les toniques, les
astringens, l'application ridicule de la ceinture sur
les reins, etc., dans le Diabétès, sont autant de témoignages irrévocables de l'aveugle routine et de l'affreuse
servitude de la pratique médicale. Nous finirons par
conclure que l'ordre le plus recommandable et le plus
utile à adopter, est, sans contredit, celui qui entre
dans les vues de la nature, toutes dirigées vers la destruction totale de la cause perturbatrice de sa merveilleuse harmonie.

Si l'homme qui embrasse une profession prenait
l'habitude de bien penser et de bien réfléchir sur les
objets qui la rendent recommandable, il ne tarderait
pas à prendre celle qui conduit à méditer sur toutes les
autres ; il sentirait bientôt naître au fond de son cœur
le besoin d'orner son esprit d'un goût fin et délicat,
qui le porterait à la découverte de la vérité, et celle-ci
à la juste application des principes de la raison judicieuse aux mouvemens déréglés de la nature et à l'erreur
qui les méconnaît. C'est rendre le plus signalé service
à l'humanité que de mettre l'erreur meurtrière en
évidence et de lui déclarer une guerre éternelle. Puisse,
hélas ! une plume plus forte que la mienne, peindre
en traits plus caractéristiques ce fléau dévastateur, et

prendre sous sa protection spéciale la société désolée.

Parcere personis, dicere de vitiis.

a dit Horace.

> Jetons un voile obscur sur les mauvais auteurs,
> Et déclarons la guerre à leurs graves erreurs ;
> Que la saine raison les mette en évidence,
> Et proscrive à jamais leur funeste influence,
> Aussitôt le genre humain
> Va crier : *Amen, Amen.*

DESCRIPTION

DES CAUSES ET DES EFFETS

DU

DIABÉTÈS.

Tous les médecins, tant anciens que modernes, ont été divisés d'opinion sur la cause spéciale du Diabétès ou flux excessif d'urine, quelle qu'en soit la nature, insipide ou sucré. Arétée, qui parut à l'époque de l'ère chrétienne et qui acquit une si grande célébrité en Cappadoce dans la science médicale, en a donné une idée vague, en plaçant son siège dans la généralité des organes. Cette opinion, quoique dénuée de démonstration mathématique, de preuves d'émanation d'un principe radicalement vicieux, a été goûté par de célèbres médecins : Willis, Sidenham, Boerhaave, et une infinité d'autres.

Willis, saisissant avec empressement cette idée lumineuse, et voulant la faire tourner au profit de la science, invoqua le secours de l'expérience, qui lui donna pour résultat le principe sucré. L'art d'éclaircir les doutes et de chercher la vérité dans les faits, excita la curiosité des contemporains et des successeurs de ce grand médecin.

Makbride, rencontrant dans sa pratique le diabétique Baked, soumit ses urines à une évaporation lente, dont le résidu fut une substance gélatineuse (*to-maculum*) d'un goût de miel.

L'ouvrage de Rollo sur le Diabétès mellitus a dessillé les yeux, et ne laisse rien à désirer touchant les détails que lui ont fournis l'expérience et l'observation ainsi que ceux des autres médecins modernes qui, tous, ont prouvé, par l'analyse chimique, l'existence d'une grande quantité de sucre. On a même découvert dans cette liqueur un élément susceptible de fermentation vineuse et acéteuse, semblable à celle des végétaux. On a vu que la distillation donnait de l'esprit-de-vin qui brûlait comme celui que l'on retire des plantes, et que de son évaporation il résultait une substance miel-leuse, dont le mélange avec l'acide nitreux donnait des cristaux d'acide oxalique aussi beaux que ceux du sucre, obtenus par les mêmes moyens. Le docteur Rollo rapporte dans le second volume de son traité du Diabétès, que Curie et Gérard, médecins de l'hôpital de Liverpool, ayant occasion de traiter un diabétique, mirent quarante livres de ses urines en fermentation avec une partie de levain de bière, et qu'ils en retirè-rent six livres d'esprit, qui, rectifié avec le sel de tartre, donna neuf onces et trois gros d'alcool très-concentré. Le Journal de Fourcroi a fait mention de pareilles ex-périences de Frank, qui ont produit les mêmes résul-tats d'un excellent alcool, et, de plus, d'une grande quantité de vinaigre.

Mercurialis n'a pas accueilli favorablement l'opinion de ces médecins; et il a jugé différemment de la canse de cette maladie. Loin de la croire générale et embras-sant tous les systèmes, il la faisait dépendre particu-lièrement d'un vice organique, sans néanmoins signa-ler le véritable foyer et nous donner des inductions

propres à le faire connaître. Ce qui a perpétué l'obscurité de cette cause prédisposante et essentielle, c'est
l'irrésolution pathologique. Les uns l'ont attribuée au
relâchement des organes urinaires ; les autres, au vice
de la masse des humeurs; ceux-ci à l'intempérie du
foie; ceux-là à l'inertie des facultés animales, aux excès de toute espèce, aux impressions physiques ou
morales; quelques-uns l'ont placée dans une grande
irritation, un éréthisme excessif des solides. Enfin,
rien n'a été encore statué pour fixer irrévocablement
ce point de doctrine pathologique.

Rollo paraît néanmoins avoir tranché la difficulté
en brisant le voile qui dérobait à tous les yeux la vérité de cette cause; et si nous la devons tout entière
à ses réflexions physico-médicales, plutôt qu'au hasard de l'expérience, l'humanité lui sera à jamais redevable d'un si grand bienfait, et l'art lui saura un gré
infini de l'avoir éclairé, quoique imparfaitement, sur
un point aussi important. Du reste, qu'importe au
bien général de quelle source vient la vérité, pourvu
qu'elle se fasse jour et qu'elle dissipe les ténèbres de
l'esprit humain ? Souvent la chance du hasard sert
plus utilement que les plus grands génies, qui ne sont
pas exempts d'erreurs, et qui dans leurs grands élans
rencontrent quelquefois des pierres d'achoppement.

J'aime à croire que Rollo a interrogé tous les systèmes qui composent l'harmonie animale (comme devraient faire tous les praticiens) ; et qu'après les
avoir tous passés en revue, il a fixé son opinion et son
jugement sur la vérité des désordres des organes de
la digestion, et qu'il les a condamnés comme seuls
coupables de recéler l'agent instigateur et perfide de
la désorganisation totale, et le principal moteur du

diabétès. J'ai tellement apprécié la justesse de cette opinion, qu'elle m'a servi de boussole et de règle physique dans toutes les occasions qui ont placé dans ma carrière médicale des maladies de ce genre assez fréquentes, quoi qu'on en dise, dans tous les pays, et plus particulièrement dans l'Amérique méridionale, partie du nouveau monde que j'ai habitée pendant vingt ans, et où règne un grand vice d'éducation physique.

Je dirai cependant que Rollo, en faisant entrevoir le véritable siège de cette maladie, ne lui a pas donné tout le développement dont elle était susceptible, et que son traitement ne saurait convenir à toutes les constitutions et à tous les climats ; que son mode de traitement exige impérieusement de grandes modifications, plus de sagesse et plus de prudence dans l'entassement de moyens contradictoires et furieux de se trouver ensemble (s'il m'est permis de m'exprimer ainsi) dans un foyer déjà affecté d'irritations, et choisi pour devenir leur champ de bataille, comme on va le voir dans le traitement qu'il employa pour le capitaine Mederith.

Avant de rapporter un certain nombre d'observations sur mille diabétiques qui m'ont passé sous la main, je vais entrer dans quelques détails que m'ont fournis l'observation, l'expérience et la méditation sur la cause, les effets et les symptômes qui caractérisent cette maladie.

Le diabétès est une affection gastrique d'autant plus dangereuse qu'elle mine insensiblement les facultés animales ; qu'elle porte un principe désorganisateur dans tous les systèmes de l'économie vivante; qu'elle s'insinue d'abord dans toutes les parties constituantes les plus pures, sans altération sensible, sans impression douloureuse dans les fonctions organiques. Cette insinuation diabétique est semblable à un voleur qui s'introduit, à la sourdine et sans le moindre bruit, dans une maison où il cause les plus grands désordres. Elle est encore semblable à un mauvais chien qui mord sans aboyer. Je vais expliquer ma pensée et la peindre d'après l'observation et le jugement.

Quand je parle de l'insinuation diabétique, ou de son impression fâcheuse, j'entends parler de son extension des premières voies dans les secondes. L'on sent déjà que je place la cause de cette maladie dans les organes de la digestion. En effet, c'est là que l'autopsie cadavérique me l'a mise sous les yeux avec les premiers traits de sa perfide constitution ; d'où le système absorbant a transmis la fausse assimilation dans la masse générale des humeurs, qui, à son tour, a communiqué les principes délétères à tous les systèmes, dont l'équilibre et le parfait accord perpétuent la santé. Mais quels sont les élémens constitutifs de ces principes ? Voilà l'importante question qu'il n'appartient qu'à la chimie de décider péremptoirement, si toutefois les mystérieuses affinités de la nature lui sont moins impénétrables qu'à nous. Quoi qu'il en soit, sans chercher à approfondir une matière aussi abstraite, je vais émettre mon opinion sur les causes prédisposantes ou occasionelles, et sur la manifestation plus ou moins lente des effets qui l'accompagnent. Cette exposition est bien hardie, sans doute, pour une plume aussi faible que la mienne ; *sed tentare non nocet.* Je sens néanmoins que la situation physique ne doit pas se distinguer par des sentimens de présomption, mais bien par la vérité des faits et de leur cause, seule base des maximes invariables de toutes les

sciences. La raison semble nous démontrer que l'on ne
peut arriver à la connaissance exacte des causes prochaines et immédiates sans connaître l'influence pro-
créative des causes éloignées, et sans saisir la chaîne
des effets avec une rigoureuse exactitude; nous allons
essayer de la parcourir pour atteindre ce but important.

Tout le monde sait que la liqueur urineuse est le résultat de la filtration et de la séparation de l'humeur
surabondante du sang; qu'elle est déposée des deux
parties latérales dans les reins d'où les uretères la
transmettent dans la vessie; que de là, elle est expul-
sée au dehors avec les qualités que lui a imprimées la
source d'où elle émane. Si le sang est pur et dans sa
fluidité naturelle, elle est d'une limpidité citrine, sym-
bole de la santé; mais s'il se trouve surchargé de viscosités qui entravent son cours et le rendent pénible,
elle offre des témoignages non équivoques de son im-
pureté(1); d'autres fois, rouges, briquetées, porracées, ardoisées, chocolacées, brunes, quelquefois
noirâtres, déposant un sédiment grenu, incohérent,
semblable à de la brique pilée (2), etc., résultat ordi-

(1) Madame de Comayras, habitante de Milhau, rendit, après un
an de maladie de langueur, de douleurs néphrétiques et vésicales,
de fièvre lente, parfois erratique, etc., une glaire, par les urines,
qui pesait vingt onces. Dès ce moment, la guérison de tous ses
maux fut complète; et, depuis vingt ans, elle a joui d'une excel-
lente santé. Les flegmasistes n'auraient pas, dans ce cas, joué un
beau rôle.

(2) M. Maillabieau, âgé de 32 ans, d'un tempérament très-bi-
lieux et sanguin, habitant de Pésénas (Hérault), éprouvant, depuis dix à douze ans, des douleurs très-aiguës dans les régions
gastrique, hépatique, thorachique, rénale et vésicale, était réduit au désespoir, à un tel point que n'ayant trouvé aucun sou-

naire de la crise et de la coction de l'humeur bilieuse
qui, passée dans le sang, devient corps étranger, y
porte le trouble, en altérant, irritant, soulevant les

lagement à son martyre continuel, ni à Paris, ni à Montpellier,
et se trouvant fort malade, il avait vendu ses grandes propriétés à
fonds perdu.

Appelé dans cette ville pour des malades, au mois d'avril
1825, je fus mandé pour voir celui-là, dans les premiers jours de
mai. Après avoir fixé mon opinion sur sa constitution particulière et sur les diverses affections qui lui sont propres, et qui
consistaient en chaleur brûlante dans toute la région abdominale,
douleurs périodiques très-vives dans toutes les parties environnantes, la poitrine, la région hépatique, rénale vésicale; ardeur
d'urine, fièvre continue avec paroxisme le soir. Après avoir pris
connaissance du long traitement que l'art avait employé sans aucun succès; il ne me fut pas difficile de m'apercevoir que, partout, on avait mal jugé la cause de tant de désordres, et que l'on
n'avait pas abordé la principale question, qui reposait tout entière dans une bile épanchée, très-exaltée, concrétée, etc.

L'usage des boissons délayantes, de lavemens anodins, et, sans
m'arrêter à la chimère des constantes flegmasies, un vomitif,
deux purgatifs, ne tardèrent pas à rétablir le calme en expulsant,
par haut et par bas, des matières horribles, une bile très-épaisse,
verte, noire, jaune, brune, très-fétide, etc. Les douleurs rénales
et vésicales persistant avec la même intensité, et ne doutant pas
qu'elles ne fussent entretenues par la présence d'un reste de ces
mêmes matières âcres et mordicantes, je lui fais prendre, pendant
quelques jours, des boissons calmantes, rafraîchissantes et diurétiques, un bain tiède tous les matins; leur effet est merveilleux.
L'écoulement des urines devient considérable; elles sont troubles,
de couleur de brique pilée, leur dépôt est de six onces; le lendemain, elles sont plus copieuses, leur sédiment est de neuf onces;
le troisième, de douze; le quatrième, de seize; le cinquième, la
quantité d'urine a doublé, ainsi que sa qualité bourbeuse; la couleur est la même, son dépôt est de vingt onces; les douleurs néphrétiques sont moindres et moins fréquentes; le malade commence à dormir; le sixième, la quantité d'urine diminue, mais
son hypostase augmente, elle est de vingt-trois onces, de même

puissances réactives, et en y mettant tout à contribution; de là, la fièvre inflammatoire qui, dans tout le
temps de son intensité, ne donne que de l'urine claire

qualité, dans laquelle je découvre sept calculs biliaires, de la grosseur d'un petit pois, dont l'expulsion a causé des douleurs au malade. Le septième, urines moins abondantes, moins troubles; dépôt
dix-sept onces; concrétions biliaires, neuf; le huitième, urines
moins copieuses, encore moins chargées, moins rougeâtres; le
dépôt n'est que de huit onces. Le malade n'éprouve plus de douleurs; il dort paisiblement. Le neuvième et le dixième, tout est
changé; les urines ont repris leur état naturel, et ne déposent
plus aucune preuve morbide.

Le malade, délivré de l'aspect d'une mort très-prochaine, et
pressé de faire procéder à l'estimation de ses biens vendus, en
raison de son danger imminent, se rend à la campagne pour remplir cet objet. Au bout de quinze jours, il se sent un malaise général auquel succèdent des angoisses, des coliques, des flatuosités,
des envies de vomir; la migraine se met de la partie, etc. Cet
orage lui inspire des craintes et le désir de rentrer au plus tôt en
ville, où arrivé il me fait prier de venir le voir. Rendu chez lui,
il me fait part de la nouvelle invasion de ses maux, ou, pour
mieux dire, du réveil d'effets d'une cause mal éteinte! Et, après
avoir bien réfléchi, je lui affirme que tous ces phénomènes sont autant de preuves certaines de l'existence d'un reliquat de sa maladie bilieuse, que le grand exercice de la campagne, joint à quelques écarts du régime prescrit, avaient développé et exalté; que sa
guérison radicale serait très-prompte, en attaquant directement ces
restes de cause matérielle par les délayans et les évacuans, à quoi
il consentit très-volontiers. Quatre jours de tisane et de lavemens
rétablirent bientôt le calme; mais le purgatif du cinquième em-
porta, en grande partie, le foyer de ce germe virulent et tenace,
dont le résultat fut de huit selles copieuses de matières corrompues, glairo-bilieuses, de toute couleur, mais la vert-jaune était
la plus tranchante. Le lavement du soir lui fit rendre une concrétion ovale semblable à la pâte de coing durcie. Le lendemain, se
sentant quelque douleur vague dans l'abdomen, le malade opine
qu'il a encore dans le tube intestinal quelque petit loup-garou,
qu'il faut chasser comme ses pères (ce sont ses propres expres-

comme de l'eau de roche, qu'Hippocrate a appelée
translucens urina, *urina cruda*. Mais aussitôt qu'une
abondante boisson délayante a émoussé, enchaîné l'action acro-stimulante et calmé l'irritabilité, on aperçoit
une détente générale et une émission d'urine trouble,
dont la couleur peint fidèlement l'état d'amélioration
humorale, dès-lors le rétablissement de l'ordre dans
les solides.

Les maladies qui ne sont pas frappées au même type,
comme chez les tempéramens pituiteux, mous et lâ-
ches, chez qui la fibre est toujours noyée de sérosités
visqueuses, fournissent une hypostase (dépôt) très-
abondante de couleur blanche, cendrée, glutineuse (1). L'inertie de ces empâtemens pathologiques
est d'autant plus redoutable qu'elle prépare lentement
la ruine de toutes les puissances vivifiantes en s'impa-

sions). En effet, il continue sa boisson ordinaire pendant deux
jours ; le troisième, je lui fais prendre quatre verres de tisane purgative à une heure d'intervalle; l'effet en est prodigieux par des
selles infectes, à gros grumeaux glairo-bilieux, jaunes, vertes. Dès la
délivrance de cette servitude horrible, M. Maillabieau est rentré
dans la carrière de la plus brillante santé, qui fit le désespoir de
l'acquéreur de son bien à fonds perdu, qu'il avait payé, à cause
de sa prochaine mort, à raison de huit pour cent.

(1) En 1820, j'ai traité, à Montauban (Tarn-et-Garonne),
M. Davit-Claret, commissaire de police, âgé de 70 ans, souffrant
depuis quatre d'une humeur goutteuse, fixée dans la région lom-
baire, qui l'avait fait courber extraordinairement, et l'avait réduit
à la déplorable nécessité d'user, journellement, des bains tièdes, et,
demi-heure après l'immersion dans l'eau, de la sonde, pour pouvoir uriner.

Je lui fis subir un traitement méthodique qui consistait en diurétiques fondans et dépuratifs, moyens qui, dans l'espace de quarante jours, ont converti les urines, depuis trois ans claires et
très-limpides, en urines troubles, d'abord, puis successivement

tronisant dans toute l'économie, en caressant tous les
agens vitaux, en se familiarisant et en s'identifiant,
même avec tous les organes qui leur sont subordonnés.

bourbeuses, très-visqueuses, de couleur et de consistance de
beurre fondu. J'en recueillis jour par jour le dépôt qui, pesé soigneusement, me donna, le premier jour, trois onces; le second,
trois onces trois gros; le troisième, quatre onces cinq gros; le
quatrième, cinq onces deux gros; le cinquième, cinq onces sept
gros; le sixième, six onces deux gros; le septième, six onces cinq
gros; le huitième, huit onces quatre gros; le neuvième, neuf onces
trois gros; le dixième, onze onces deux gros. Enfin, pour abréger
l'énumération de ces différens produits qui ont augmenté en raison de l'efficacité active des moyens dépuratifs, je dirai que, dans
quarante-neuf jours, le malade a rendu par le canal de l'urètre
neuf livres et demie de matières hétérogènes grises, parfois laiteuses et verdâtres très-gluantes; et il est très-présumable qu'il
en serait sorti une bien plus grande quantité sans l'application
d'un large vésicatoire sur la partie gorgée et douloureuse, dont
j'ai entretenu l'écoulement pendant quarante-cinq jours. Il est
essentiel de ne pas passer sous silence que ce dernier moyen avait
été mis en usage plusieurs fois sans aucun succès, sans le moindre
écoulement purulent. Le quatrième jour, il était sec; la raison en
était toute simple, c'est qu'on n'avait pas fait précéder l'application
cantharidique d'un ébranlement de l'humeur plastique par l'usage
des dépuratifs et fondans, seuls moyens propres à fluidifier les humeurs visqueuses et à détourner leur tendance naturelle vers la partie faible, où les forces réunies de la sensibilité cherchent toujours à
la reléguer, et que l'art n'avait pas porté ses regards sur le vice de cette
cause qui roulait tout entière dans la masse de fluides, et dont les
effets avaient été sa fixation dans la base de la colonne épinière où
elle s'était concrétée et avait commencé d'y jeter le fondement
d'une ankilose; tandis que je n'ai employé ce topique bienfaisant
que trente-six jours après l'usage de moyens discussifs qui ont
opéré la fonte des humeurs tenaces, rompu leur tendance vers les
lombes, et les avoir ramenées dans leurs émonctoires respectifs.

J'ai observé qu'au fur et à mesure que l'économie se dégageait
de l'importunité de ces viscosités par le cours des urines, de la
peau et du vésicatoire, le malade se redressait sans douleur; et

Le domaine de ces affections morbifiques ne saurait donc être de la nature de celui dont l'essence est, la plupart du temps, tumultueuse, incendiaire, et dont les attributs sont tout-à-fait différens. Les caractères de cette dernière action sont d'irriter, de volcaniser tout l'édifice animal et de l'anéantir promptement ; tandis que ceux de l'autre sont de trop humecter, de trop relâcher, de répandre partout un limon agglutinatif, de ralentir l'élasticité fibreuse, d'enrayer les mouvemens organiques, de noyer toutes les fonctions vitales, et de leur ravir les derniers efforts du calorique récupérateur; car le sang est le principal moteur

nous avons eu la satisfaction de le rendre, au grand étonnement de tout le monde, à ses fonctions de la police, qu'il était forcé, précédemment, d'abandonner de suite, lorsque le besoin d'uriner le prenait, pour courir au bain tiède qu'on lui tenait prêt tous les jours chez lui pour faciliter l'émission de l'urine et l'introduction de la sonde ; de le rendre, dis-je, à ses fonctions dans l'espace de trois mois par ce traitement méthodique et radicalement dépuratif. Il a été dès-lors délivré de toute espèce d'humeur goutteuse, en rétablissant la balance harmonieuse dans tous les fluides et toutes les secrétions dans leur cours naturel par une complète dépuration et l'expulsion totale de la cause visqueuse.

Qu'il me soit permis de profiter de cette occasion pour assurer que si les maladies chroniques restent incurables, il faut en accuser l'impéritie, l'irréflexion, l'ignorance et la futilité de l'art, et que, faute de considérations judicieuses, l'on a manqué et l'on manquera toujours son but si, dans le traitement des maladies chroniques, l'on ne fait précéder les exutoires de moyens incisifs, atténuans et dépuratifs énergiques. La raison et l'expérience sont là pour affirmer cette importante vérité. Si la maladie de M. Davit-Claret avait éludé tous les traitemens qu'on lui avait fait subir depuis plusieurs années, c'est que la cause matérielle avait été méconnue, et qu'aucun des moyens employés n'était approprié à la rigueur des circonstances, comme l'expérience l'a prouvé d'une manière authentique : *cessante causa, cessant omnia.*

de la vie , comme il en est aussi le régulateur , le conservateur et le destructeur.

Si c'est lui (comme on ne saurait en douter) qui est
l'agent essentiel de toutes les facultés vitales , on peut
conclure sagement , que c'est de la pureté de son sein
que naissent toutes les santés robustes , les formes
athlétiques , les belles couleurs , la résistance aux maladies aiguës et accidentelles , la longévité, etc. , etc. ;
et de son impureté l'accablement de tous les maux ,
les vies languissantes et douloureuses , les frêles constitutions , les difformités de toute espèce , la prédis-
position à toute sorte d'affection morbifique , la brié-
veté de la vie : c'est un principe consacré par la raison
physico-médicale et par les sages préceptes de l'expérience. C'est donc à lui qu'il faut rapporter tout le bien
ou tous les maux qui affligent le genre humain , comme
on doit le faire au vice de l'humeur nutritive des végétaux , si exposés aux intempéries des saisons.

Tous les émonctoires, jusqu'à l'ulcère invétéré, dont
l'écoulement entretient la santé et prolonge la vie (1) ,

(1) M. Julien, âgé de 68 ans, habitant de la paroisse de Saint-
Simphorien, arrondissement de Milhau, était redevable de la plus
brillante santé à l'écoulement d'un ulcère qu'il avait à la jambe
gauche depuis plus de douze ans. Dans le mois de février 1824,
conduisant quelques travaux à sa vigne, il éprouva un si grand
froid qu'il se sentit saisi tout-à-coup, à la jambe ulcérée, d'un tremblement violent qui se répandit dans tout le corps, et tomba frappé
de paralysie dans toute la partie droite et sans connaissance. Les
travailleurs, le voyant tomber, le saisissent et le portent à la maison. Aussitôt on m'envoie prendre. J'arrive, et après m'avoir in-
formé de tout ce qui s'est passé, j'examine l'ulcère, qui m'offre un
aspect tout noir et aride. Je ne mets aucun doute que l'impression
froide n'ait produit une métastase, et que l'humeur répercutée
n'ait causé l'hémiplégie.

la saignée même qui présente à la surface du sang re-
froidi, une croûte couenneuse fort épaisse; et enfin,
toutes les infirmités naturelles extérieures et inté-
rieures sont autant de preuves certaines que le siège
des trois quarts des maladies, même de la plupart des
affections nerveuses chroniques, est dans la circulation, où il est placé par un concours de circonstances
plus ou moins altérantes, plus ou moins sensibles.
Tout nous prouve encore la nécessité de l'usage
d'exutoires, pour seconder les efforts de la nature
presque toujours en guerre ouverte contre les insinuations morbides que lui préparent sans cesse les impru-

Prévenu de cet événement sinistre, je m'étais pourvu d'un vomitif, dans le dessein de donner une secousse à la machine, de ranimer la circulation générale, de réveiller la sensibilité nerveuse,
de repoussser au dehors l'humeur visqueuse; et de cantharides,
pour seconder son effet et mes intentions. Ces deux moyens actifs
furent employés presque simultanément. Le vomitif ne produisit
que quelques nausées, sans exciter la moindre moiteur à la peau,
malgré l'abondance d'eau tiède et de frictions sur toute l'habitude
du corps. Un large vésicatoire, chargé d'une forte couche de
poudre grossière de cantharides, fut appliqué à la partie inférieure
de la cuisse gauche, pour y rappeler l'humeur. Il y resta quarante-
huit heures, au bout desquelles j'aperçus à peine la peau rouge.
Je fis alors des moucheturés avec la lancette, je saupoudrai de
nouvelles poudre cantharidique aspergée de fort vinaigre. Je fis
en même temps prendre une forte décoction sudorifique, pour
réveiller la sensibilité enchaînée, ranimer la circulation et exciter
la transpiration, mais tous mes efforts furent inutiles; et, quatre
jours après, il mourut en proie à une grande oppression qui
prouve le transport de l'humeur acrimonieuse dans la poitrine et
ses parties latérales droites, dont la nature se débarrassait depuis
douze ans par l'ulcère; tandis que, sans le fâcheux accident de ce
contact glacial qui arrêta tout-à-coup le cours de cette fontaine
salutaire, il aurait peut-être vécu vingt ans de plus. Que de morts,
hélas! n'occasionent pas ces suppressions!

dences de l'homme, pour le maintien de l'ordre ou le rétablissement de l'équilibre et de l'harmonie organique par l'expulsion des superfluités humorales, qui, retenues par leur caractère de plasticité délétère, ou résorbées par quelque contact préjudiciable, deviennent funestes à l'ordre économique. Le sang est susceptible de deux impressions opposées; l'une qui lui vient du dehors, et l'autre du dedans. L'on comprend aisément que la première doit être rapportée à la rigueur de la température ou des imprudences; et la seconde au vice de la génération, ou aux excès multipliés de l'intempérance. C'est dans ces excès que le Diabétès insipide ou sucré trouve le germe de sa création. C'est du sein d'une couche saburrante, qui tapisse les parois de l'estomac et du duodénum, que se forme la combinaison d'un acide avec la substance chyleuse, qui, absorbée et introduite dans la circulation, y porte un principe de désorganisation lente et paisible, de fonte générale de tous les tissus graisseux, comme on le verra dans les observations suivantes.

J'ai vu périr plusieurs nourrissons depuis un an jusqu'à deux, qui avaient commencé, à l'âge de six mois, à rendre des matières fécales toutes vertes, d'odeur très-acide, et qui étaient toujours noyés dans les urines ; ils maigrissaient sensiblement, tombaient dans une fièvre lente, et mouraient sans qu'on se fût douté de l'affection diabétique. Eh, combien n'en périt-il pas victimes de l'incurie des parens et de celle des gens de l'art consultés! J'en ai retiré grand nombre des portes du tombeau.

L'œil, exercé dans une rigoureuse observation, s'aperçoit bientôt, par les progrès de la maladie, que la soif et l'appétit sont subordonnés à l'action stimu-

lante et permanente de l'aiguillon acide. Ce qui
trompe les malades, et les fait penser qu'ils jouissent
d'une bonne santé, c'est qu'ils n'éprouvent aucun
dérangement sensible; et, en s'abusant ainsi, ils
courent tranquillement la chance de la gravité de la
maladie et de son incurabilité. Ce n'est, pour l'ordinaire, que lorsque le miroir ou des personnes
avertissent d'un changement remarquable de leur état
d'embonpoint en un amaigrissement sensible, qu'ils
s'aperçoivent des effets du ver rongeur. Tous ceux
que j'ai traités de cette maladie m'ont, en effet,
avoué qu'ils n'avaient d'autre incommodité que celle
de beaucoup de vents, de rapports nidoreux, de coliques passagères; que leur langue était constamment
couverte d'un enduit, tantôt blanc et limoneux, tantôt jaunâtre; la bouche pâteuse, souvent sèche, surtout à jeun, quelquefois le gosier traversé d'une vapeur brûlante.

Si je me demande d'où peut provenir la partie sucrée de l'urine diabétique, je crois en trouver la
raison dans la saturation de la graisse liquéfiée, et
par conséquent excédant de beaucoup la boisson et
les alimens pris, qui, tous deux, subissent dans les
organes de la digestion les mêmes impressions d'a-
cidité, et ajoutent à la disposition dominante qui
travaille à la perte de l'économie. En effet, comment
se rendre compte de cette décomposition animale, de
cette perte d'embonpoint, de couleurs vermeilles,
de forces, de gaieté et de sommeil, de cette excessive abondance d'urine, de cette sécheresse de la
peau, de cette suspension d'écoulement nasal et sa-
livaire, de cette alternative du pouls, tantôt véloce,
tantôt extrêmement faible, etc., sans l'évidence phy-

sique de la prédominance acide, de la dissolution, par cet agent simple ou mixte, de la graisse, dont l'absence porte l'aridité, la raideur de tous les solides, l'appauvrissement dans tous les liquides, etc., etc. ?

Ne pourrions-nous pas appliquer ici la comparaison des végétaux à sucre, qui tous renferment un mélange de parties acescentes et sucrées, et qui, soumis à des préparations chimiques et neutralisés par l'alkali de la chaux, fournissent le sucre, et d'autres donnent des substances mielleuses, sucrées, etc. ?

La chaleur du sang n'est-elle pas capable, ainsi que ces chaudières à sucre, d'opérer le même résultat ? Je laisse à la sagacité chimique cette intéressante question à décider, et je me renferme dans l'intime persuasion que le foyer de cette maladie est tout entier dans l'appareil digestif ; que celui-ci est le laboratoire de la combinaison d'affinités diabétiques, comme il l'est de la transformation des qualités saines de la liqueur bilieuse en malignes, et de sa couleur jaune en verte, noire, caustique, etc., et par-là, de l'altérabilité de l'équilibre animal : mais si, par l'excès d'un régime contraire à l'idiosyncrasie (1), les acides animaux prédominent et se combinent avec les sucs alimentaires, ils doivent former nécessairement une chylification vicieuse, et la revêtir d'un caractère dissolvant, qui, introduit dans la masse générale des liquides, y distribue le principe dissolvant, et y constitue la diathèse diabétique.

Ces réflexions m'ont conduit tout naturellement au traitement du Diabétès de toute espèce, et m'ont procuré la satisfaction de guérir tous les malades

_____

(1) Tempérament particulier à un individu exclusivement.

qui ont réclamé mes soins dans un temps opportun.

Je trouve dans les divers recueils de médecine tous les symptômes caractéristiques de la chronicité diabétique, une véritable et stricte récapitulation des faits matériels, avoués par tous les sens, tels qu'un dérèglement extrême dans les besoins de l'estomac (besoins pressans, commandés par l'aiguillon de la maladie); j'y vois la surabondante émission d'urine, de couleur et de saveur différentes, les continuelles variations du pouls, la sécheresse de la peau, le changement des traits du visage, l'état de la bouche et de la langue, dont les bords enflammés sont surmontés d'épaisses mucosités grises ou jaunes, quelquefois noirâtres, et, dans son pourtour, gencives, palais, glandes salivaires, engoués de la même matière (que fallait-il de plus pour arrêter le cours de tant de divagations, et convaincre les pathologistes du véritable siège de la cause du Diabétès?); une salivation extraordinaire, fade, douceâtre (phénomène extrêmement rare, mais qui se rencontre quelquefois dans le Diabétès sucré); et enfin j'y trouve l'action péristaltique intestinale, pulmonaire, cérébrale, etc., etc. Aucun de ces points physiques n'a échappé à l'œil observateur. On a cru avoir tout dit, tout fait, pour l'éclaircissement de la science, par cette exposition symptomatique. On s'est endormi dans les charmes de la plus vive satisfaction, au sein de laquelle l'on a continuellement fermé l'oreille aux accens plaintifs de la raison physico-médicale, qui ne cesse de soupirer pour l'explication de tant de phénomènes, de la cause de leur génération, de l'organe qui la recèle, et des moyens propres à son expulsion. Elle demande à grands cris qu'on la consulte, enfin, pour pouvoir pénétrer jusqu'au fond de l'abîme, afin de rompre la chaîne qui y captive l'importante vérité de cette question, et qu'on la montre avec tout l'éclat qui lui appartient; mais tout est sourd à sa voix.

L'humanité affligée ne demande point l'énorme échafaudage de signes pathognomoniques, souvent trompeurs, parce qu'ils sont défigurés, mais bien la connaissance réelle de la destruction de la source impure dont ils découlent. C'est là le grand déficit de la science; et c'est pourtant la pierre de touche de l'art de guérir. En effet, le sens commun nous représente sans cesse que la nature, épuisée dans ses moyens de réaction, ne peut que succomber sous les efforts violens d'une cause matérielle, exaspérée et permanente, si le vrai génie médical ne vient à son secours, s'il ne l'attaque directement dans son retranchement, et s'il ne la force au délogement.

Prenant le Diabétès pour exemple, il n'est pas un esprit tant soit peu raisonnable qui ne convienne de bonne foi que tous les effets ci-dessus rapportés, découlent naturellement de la dépravation lente des organes, de la digestion, et du mode qui appartient exclusivement à la germination et au développement de cette maladie, coïncidant toujours avec le régime et les facultés préparatoires de l'idiosyncrasie. Il en est de même des conditions des fièvres bilieuses malignes, putrides malignes, etc., qui, toutes, ont leur siège, ainsi que les céphalées et les migraines, dans les mêmes organes, que l'on pourrait appeler, dans quelques-unes, telles que la fièvre jaune et le choléra-morbus, un volcan dont l'explosion porte dans tous les systèmes l'incendie et la mort. Si l'estomac est le fondateur, le conservateur, le destructeur de la vie et la cause efficiente de toutes les bonnes et mauvaises actions physiques, il en serait le fidèle et l'éternel protecteur si l'intempérance, la débauche, les commotions morales (1) et mille excès de tout genre ne venaient troubler ses heureuses dispositions, l'énergie calme et paisible de ses fonctions, et souvent excéder ses forces digestives, et les enchaîner sous le poids de résultats de matières mal élaborées, c'est-à-dire de fausses digestions. De là, avec le temps, entassement de cause saburrale, débilité ou irritation, suivant le caractère de la diathèse dominante ; car l'une produit les fièvres putrides glaireuses, putrides malignes, les catarrhes ; paralyse les fonctions vitales, cause l'opilation des viscères par empâtement général, le Diabétès, etc., etc. ; l'autre, au contraire, d'un caractère malin, plus altier, plus mordant, exaspère, irrite, enflamme, soulève le système nerveux, et met à contribution toutes les puissances actives et passives : tel est le rôle que joue la bile exaltée et débordée. *Constans et perpetua est natura lex , sed variatis opinionibus misere agitatur.* GORTER, Med. hipp. pag. 85.

Cette maladie (Diabétès) a existé dans tous les temps et dans tous les pays ; parce qu'elle a été toujours le résultat de la goinfrerie et de la disposition individuelle, et elle est plus fréquente, quoi qu'on en dise, dans les climats chauds, par la raison toute simple que la fibre est presque toujours dans un état continuel de relâchement qui ravit à la nature ses facultés digestives, ou du moins les rend pénibles et les dispose à toutes sortes de maladies ; et c'est au défaut

---

(1) J'ai vu beaucoup de maladies graves et de morts subites survenues incontinent après de fortes émotions.

d'un régime proportionné aux circonstances, à des excès multipliés, que l'on doit le commencement de la décadence animale.

L'expérience m'a appris que cette affection est encore due à l'abus des boissons acidulées, des vins aigrelets, à un trop long usage de la bière, du cidre, du thé, du chocolat, surtout au lait, des confitures acides, des pâtes d'Italie (corps azyme, gluant, et par conséquent très-indigeste), du ris (1), du pain mal fermenté, des crêpes cuites à la poêle ou sous la cendre, des bouillies (la cacochymie des enfans nourris habituellement de cette substance indigeste confirme cette vérité, à laquelle l'on ne fait aucune attention, etc., etc.); j'ai remarqué que toutes les autres causes occasionelles ou prédisposantes n'ont aucun rapport avec le Diabétès; ce qui m'a fait conclure, par d'exactes et nombreuses observations, que tout ce qui portait une impression directe sur ce premier ressort des fonctions animales et l'accablait longuement de son importunité délétère, devenait la cause essentielle de cette maladie. J'ai encore observé qu'il y avait deux espèces de Diabétès, l'un aigu et l'autre chronique; celui-là se distingue par tous les caractères de la fièvre inflammatoire,

---

(1) J'ai traité, à Saint-Domingue, plus de deux mille nègres tombés dans un état de dissolution diabétique pour n'avoir vécu, perdant huit à dix mois, que de ris cuit à l'eau, nourriture ordinaire des nègres nouveaux. Certes, le changement de régime et le mode tonique suffisaient ordinairement pour remédier au délabrement des premiers ressorts de la vie par l'abus de cette substance aqueuse et froide; je ne me suis pas permis de conclure de là (comme l'ont fait jusqu'ici grand nombre d'auteurs) que les toniques étaient les seuls remèdes appropriés aux circonstances diabétiques.

nausées, douleurs épigastriques, cardialgie, vomissemens, etc., par le flux excessif d'urine jaune, rouge,
écumeuse, acide, brûlante, etc. Hollerius a dit : *in
ardente febre, Diabetes incurabilis; in aliis curare potest.*

Barbeira, excellent praticien de Montpellier, a porté
le même jugement sur le Diabétès, lorsque l'hémoptysie accompagnait cette maladie, etc. C'est à cause de la
rigueur de ses effets, que je l'ai nommé Diabétès bilieux, maladie presque toujours mortelle si elle a été
méconnue ou négligée dans son principe. Elle tient
par plusieurs côtés à la fièvre jaune, qui n'est elle-
même qu'une fièvre bilieuse portée à son dernier degré d'exaspération, par une température brûlante, le
défaut de régime et de l'usage de moyens prophylac-
tiques, ou par l'effet d'une terreur panique, comme
nous l'avons remarqué à Philadelphie, où j'ai fait, en
94, l'ouverture d'un grand nombre de cadavres, dans
ces deux genres de maladie. Ceux des diabétiques ont
offert à ma désireuse instruction à peu près les mêmes
désordres que ceux de la fièvre jaune ; amas de putridité bilieuse verte, noire, entremêlée d'épaisses mucosités, d'une forte acidité oxalique, dont la causti-
cité avait produit, dans tous les viscères abdominaux,
de profondes excoriations, la plupart gangréneuses,
cernées de taches rougeâtres et livides. Le diamètre
du duodénum diminué de moitié, et pour ainsi dire
brûlé et racorni, plein d'une matière semblable à de la
lie de coing corrompue. Ces mêmes ravages se propa-
geaient jusqu'au rectum ; les vaisseaux hémorrhoïdaux
très-gorgés, les glandes mésentériques plus ou moins
enflammées, et gorgées d'une substance jaune et visqueuse ; les uretères et les reins scoriés ainsi que le

col de la vessie; les conduits cystiques obstrués d'une bile épaisse et noirâtre, ainsi que la vésicule hépatique; les lobes du foie, rougeâtres et mollasses; la rate et le pancréas, remplis d'une substance comme de la marmelade de coing; les cellules pulmonaires gorgées de sérosité jaune et brune, etc., etc. Je n'ai trouvé de différence notable entre le Diabétès aigu et la fièvre jaune que dans la phlogose considérable que produit celle-ci dans l'œsophage, dans l'orifice supérieur du ventricule, trouvé presque toujours gangrené, et l'inférieur (pylore) étranglé et corrodé; la trachée-artère gorgée d'un sang noirâtre. Le Diabétès chronique, quoique à dispositions moins intempestives, n'en est pas moins dangereux, si l'on néglige les moyens propres à sa guérison. Néanmoins il offre de plus grandes ressources que le Diabétès aigu. Les vomitifs, les tonico-purgatifs, les diaphorétiques, le régime approprié et l'exercice, suffisent ordinairement pour arrêter les progrès de cette maladie chronique, et opérer la guérison, si toutefois elle n'est pas rendue à son dernier période; si la nature offre encore quelque espérance et que les facultés organiques ne soient pas réduites à leur dernier degré d'impuissance réactive. J'ai vu souvent réussir dans des cas désespérés, la seule tisane de gayac, de sassafras, de serpentaire de Virginie, rendue de temps à autre laxative.

J'ai lu dans les livres cadavériques, tous les griefs et la sentence de toutes ces morts, qui m'expliquaient énergiquement la cause de ces chutes fatales. J'ai vu le tableau parlant de mille nuances désorganisatrices, basées sur des cas pathologiques, destructibles; si l'incertitude pratique n'avait pas dominé l'esprit de l'art,

et n'avait pas rendu nulles ses bonnes intentions (1).
Eh! n'est-ce pas à cette médecine indécise, tremblante,
systématique et timide (parce qu'elle est privée de
toute espèce de science élémentaire et d'inductions
aitiologiques propres à la faire connaître) que l'on
doit rapporter tous les fléaux qui accablent l'humanité sans cesse abreuvée du poison des systèmes. *Qui*
naturæ vias non noverit, commodo is illi occurrere possit
eamque vertere. Bac. Hist. vitæ et mortis.

Si toutes les maladies étaient frappées sur le même
type; si tous les tempéramens étaient soumis à la même
organisation ou au même degré d'énergie vitale; si
l'impression des influences physiques ou morales était
toujours et partout égale; si la conduite diététique
était rigoureusement observée, etc., etc.; l'on pourrait
à juste titre se servir des moyens éprouvés par leur
efficacité dans tous ces cas, et se promettre d'heureux
succès; mais tous les êtres de la nature, doués d'une
constitution particulière, d'une valeur intrinsèque
plus ou moins appréciable, d'une sensibilité plus ou
moins exquise, peuvent-ils être régis de la même manière? peuvent-ils être asservis au même mode de
traitement? Ah! non sans doute, s'empressera de me
répondre le monde médical! Et si par hasard un ar-
gus l'observe, le suit de près, et surveille rigoureusement sa conduite, il l'aperçoit bientôt se traînant
clandestinement dans les sentiers tortueux de l'opinion ridicule, et l'adopter de bonne foi, sans sentir la
nécessité de l'approfondir et de la soumettre à une
rigoureuse méditation; en faire usage indistinctement

(1) Toutes ces autopsies cadavériques ont été faites sur des
sujets diabétiques, pour lesquels j'avais été appelé trop tard.

pour le malheur des malades , et de devenir le propagateur outré d'une doctrine illusoire , tout-à-fait contraire aux sentimens de la nature et aux moyens res-
taurateurs qu'elle réclame (1). L'expérience nous confirme tous les jours qu'il est aussi dangereux de s'abandonner à la prévention et à l'impulsion d'une opinion
déréglée que de se livrer aux flots d'une mer orageuse.

Il n'est pas de médecin judicieux qui n'écarte de sa
pratique bienfaisante toutes ces méthodes injurieuses
à l'économie vivante et à la raison physico-médicale ;
comme, par exemple, celle de Richard Broklesby , qui
prétend avoir guéri un Diabétès sucré arrivé à son plus
haut degré d'intensité, par l'usage du lait d'ânesse
avec l'eau de chaux , et l'infusion de roses rouges. Si
l'on pénètre la manière d'agir de ce lait alkalinisé, on
la trouve dans sa vertu analeptique revêtue d'un caractère propre à neutraliser les efforts d'un principe
acidifiant formé dans les organes de la digestion, d'où
il s'est répandu dans la masse générale des fluides,
pour y exercer son action diabétique. Il faut donc
conclure de là , que cette maladie a été moins guérie
par le lait, qui seul aurait été plutôt propre à l'augmenter et à l'entretenir par sa susceptibilité à s'aigrir
que par l'eau alkaline de la chaux. Du reste j'ai guéri
grand nombre de diabétiques , en faisant entrer dans
mon traitement deux salades de cresson d'eau par

(1) Telle a été la conduite d'un compilateur fidèle qui, voulant
se donner le ton d'auteur et en imposer au public, a eu la bon-
homie de nous donner une copie exacte de tous les dictionnaires
de médecine pratique, ou le vaste recueil de faits plus ou moins
vagues, sans preuves émanatoires de l'authenticité d'une cause
quelconque. Tout y est enveloppé de ténèbres, et ses conseils thérapeutiques livrés au hasard du bien ou du mal.

jour, sans vinaigre, dans l'espace de vingt-cinq à
trente jours, après avoir enlevé la cause matérielle gastrique par deux ou trois minoratifs. Mais si le foyer
de cette cause diabétique reste seulement interdit, si
le premier mobile de tant d'actions morbides n'est pas
réduit à un absolu silence, à l'impossibilité de nuire,
pourra-t-on se promettre une guérison radicale dans,
aucun cas, la garantie de la non récidive? Un feu qui
couve sous la cendre ne devient-il pas quelquefois
plus dangereux que celui qui se manifeste à tous les
yeux? En partant de ce principe certain, consacré par
l'expérience, que l'estomac est l'artisan ingénieux de
toute sorte de maladies aiguës, et particulièrement des
affections diabétiques, la raison physico-médicale se
refuse à croire que ce qui peut l'engendrer puisse la
détruire, ou du moins enlever la cause de sa production; et je me plais à croire que Broklesby avait débuté
par cette attention, par le *sublatâ causâ,* avant d'en
venir à l'administration laiteuse, qui, par le mélange
de l'eau de chaux, a couronné son ouvrage. Car, sans
ce préalable indispensable, le lait, par ses parties
grasses et empâtantes, loin de faire du bien, ne peut
qu'ajoûter aux mauvaises dispositions gastriques, à
l'intensité de la cause diabétique et de grand nombre
d'autres maladies, souvent rendues graves et incurables par l'application inconsidérée du lait d'ânesse ou
de tout autre. La malheureuse expérience ne le prouve
que trop tous les jours, et donne la conviction que dans
presque toutes les maladies chroniques, et surtout si
elles sont compliquées de toux et de crachats visqueux,
qu'on juge de suite pulmonaires, et le malade s'achemi-
nant vers la pulmonie, tandis que la juste observation
et l'expérience ont attesté que, sur cent de ces mala-

dies, il y en avait quatre-vingt-dix-neuf qui dépendaient absolument d'une viscosité bilieuse âcre, exci-
tant une toux continuelle; l'expérience, dis-je, a prouvé,
prouve tous les jours, et prouvera à jamais, que le lait,
dans ces sortes de maladies visqueuses, est un poison
mortel en ajoutant sans cesse à leur ténacité, et en en-
chaînant de plus en plus l'action réactive de la fibre
nerveuse. Je demanderai à ces ordonnateurs routiniers
de corps gras, s'ils ont une tache de graisse sur leurs
habits, s'ils pourront se promettre de la lever avec de
l'huile, ou d'autres moyens de même nature? Cependant l'on ne voit que prescription laiteuse, dans tous
ces cas d'empâtemens muqueux, et elle est devenue
depuis long-temps le refrain universel, le *nec plus ultrà* des trois quarts des thérapeuticiens; aussi les résultats deviennent d'autant plus funestes, que sur
vingt de ces malades asservis à ce régime laiteux, il y
en a douze qui sont victimes de cette routine, dont la
sauve-garde est le mot familier, *poitrinaire*, tandis qu'il
n'y en a pas un seul; ma pratique journalière m'en a
convaincu (1).

Le mode de Brisbane n'est pas moins récusable, ce me
semble. Ce praticien de Londres prétend avoir ob-
tenu le plus grand succès de la teinture de cantharides, non-seulement dans le Diabétès, mais encore
dans la paralysie, le rhumatisme, l'hydropisie, la dysurie, etc. Il a avancé, ainsi que plusieurs autres
médecins, que ces diverses affections dépendaient exclusivement d'un état de spasme. Opinion absurde,

_____

(1) J'ai vu trente-quatre enfans, jugés et condamnés comme
poitrinaires, qui, dans dix ou douze jours, ont été radicalement
guéris.

que l'aveugle crédulité, et par conséquent sans défiance, a pris pour un oracle ; nous allons convaincre
de cette vérité. Tout le monde sait que le mot spasme
désigne un mouvement convulsif dans les nerfs ; or,
comment pourra-t-on calmer ce sentiment de constriction par des moyens propres à l'exciter, à l'exaspérer et à le rendre incurable ? Il ne faut pas connaître
l'effet cantharidique pour tenir un pareil langage ; et
il n'est aucun homme de l'art qui ne sache que c'est un
moyen très-stimulant, très-irritant, qui dirige principalement son action sur les voies urinaires. C'est
pour cela que la saine pratique en a exclu l'application dans les cas de la plus légère inflammation, de
sécheresse, de disposition à l'irritabilité, etc. Si donc
les cantharides et leur préparation portent en elles un
virus malfaisant dans certains cas pathologiques, peut-
on s'attendre à quelque résultat avantageux dans
l'état spasmodique, ou de tension nerveuse, qui
n'exige d'autre science, d'autre soin que celui de favoriser la détente générale ou particulière, ou, pour
mieux répondre à cette action morbide et aux vues
de la nature, l'urgente nécessité du délogement de la
cause plus ou moins volatile dont l'acrimonie de la
circulation a grippé le système nerveux en tout ou en
partie. Les cantharides ou leur préparation ne peuvent
donc convenir, ni extérieurement ni intérieurement,
que lorsqu'il faut réveiller l'énergie vitale, rendre à
la fibre la contractilité qu'elle a perdue, et donner
cours à l'humeur acro-plastique qui la tient enchaînée.
Mais pourra-t-on, sensément pensant, se promettre
cette fin, si ce ressort vital se trouve plongé dans une
inertie absolue par un engouement visqueux, dépendant, presque toujours, d'une stagnation lymphatique ;

principe incontestable de la plupart des maladies chroniques, surtout du rhumatisme qui prépare souvent les voies de la paralysie, de toute sorte d'hydropisie, d'obstructions, de pulmonie, etc., etc.

Si l'atonie fibreuse est l'effet de l'empâtement, de l'enrayement des forces circulatoires, il est impossible à la vertu cantharidique de briser par son action stimulante les liens visqueux, de les chasser par la voie des urines, de la peau, etc., et de rendre à la nature le jeu, la liberté et l'énergie de ses organes. Il est vrai que, par cette stimulation factice, elle paraît se réveiller de son engourdissement, mais bientôt elle retombe dans un état pire, parce que l'on a provoqué des efforts qu'elle avait besoin de ménager pour prévenir un épuisement complet. Certes, après la défaite totale de l'appareil diabétique et du germe de sa production, si le malade se trouve dans un état de langueur, par le seul effet de l'atonie nerveuse et de l'apathie organique; certes, dis-je, la teinture de cantharides pourrait alors être de quelque utilité, et ne faudrait-il encore l'employer que lorsque cet état critique aurait éludé mille autres moyens plus efficaces et moins dangereux, qu'on trouve abondamment dans le règne végétal; car, dans toutes ces circonstances, il faut ramener la fibre, misérablement abattue, et presque incapable d'aucun effort vital, à son énergie naturelle, par des analeptiques gradués, que la prudence et l'état des choses peuvent commander.

On pourrait demander à Brisbane ce qui occasione le spasme prétendu dans les cas de rhumatisme, de paralysie, et, sur toutes choses, de l'hydropisie et de la dysurie; comme à Broussais, quelle est la cause de son éternelle flegmasie qui remplit son imagination

et tous ses sens : L'un et l'autre ont prêté à cette misérable économie secondaire, subordonnée et souffrante, des agressions continuelles d'un fluide dénaturé, des facultés occasionelles de toute sorte de
maux. L'opinion de ce médecin anglais, qui fait dépendre le Diabétès de l'état spasmodique des organes
urinaires, est bien différente de celle des physiologistes modernes, qui veulent au contraire qu'il soit
l'effet du *relâchement du tissu rénal*. Ici, l'idée des cantharides serait plus supportable que là, où une affection spasmodique les exclut absolument, etc. Le traitement de Rollo ne me parait pas moins absurde, en
ce qu'il ne présente qu'un véritable pot-pourri, une
administration médicamenteuse et diététique tout-à-
fait contraire au Diabétès et à sa cause constitutive,
puisqu'il n'a fait qu'effleurer cette importante question ; il paraît que le hasard y a beaucoup contribué,
et nous en trouvons la preuve convaincante dans le
margouillis de sa prescription médicamenteuse et diététique. Ce qui prouve jusqu'à l'évidence qu'il ne
connaissait pas la nature de la maladie ; que la bonne
fortune entra pour beaucoup dans la guérison de Mederith, et que le capitaine a dû ce bonheur à la vi-
gueur de son tempérament plutôt qu'au traitement ;
car il est inconcevable que l'on puisse imaginer l'a-
malgame d'un régime qui implique une si grande
contradiction ; le voici :

« A déjeuner, du beurre et du pain ; pour boisson
»ordinaire, du lait coupé avec de l'eau de chaux
»(traitement de Broklesby) ; à dîner (chose étrange),
»du sang avec de la graisse de mouton (c'est-à-dire
»du suif), du gibier faisandé, des viandes à relent,
»du jambon gras et aussi rance que possible. Pour la

» boisson de ses repas , une solution de soufre dans
» l'eau bouillante. Matin et soir, de fortes frictions avec
» du sain-doux; flanelle sur la peau , et peu d'exercice.
» Le soir en se couchant , vingt gouttes de vin anti-
» monial tartarisé, avec trente-six gouttes de teinture
» d'opium , dose à augmenter graduellement ; en même
» temps un large vésicatoire sur les régions rénales ; de
» plus, chaque jour, une pilule, à parties égales, d'alcès
» et de savon , pour lui tenir le ventre libre. » Ce
traitement dura cinq mois.

Il n'est pas un lecteur qui ne trouve ce traitement
bien extraordinaire , pour ne pas dire bien extravagant , pour peu qu'il réfléchisse à cette prescription
bizarre de régime et de médicamens si fortement
contre-indiqués , et que la nature souffrante s'indigne
d'avoir à combattre. Qu'il me soit permis de m'écrier
avec l'illustre Corvisart :

«Ah nature ! nature ! quelle doit être ta puissance,
» s'il te faut, toute seule, vaincre tous les maux qui t'as-
» saillissent de toutes parts , et les atteintes de l'igno-
» rance qui leur prête encore des armes ! Qu'il s'en
» faut que les mains empressées qui te sont tendues
» de tous côtés te soient toujours secourables » .

Tout nous porte à douter de l'existence du Diabétès
du capitaine Mederith , puisque le traitement qu'il a
subi était seul capable de produire chez lui cette maladie, ou une autre d'un caractère plus grave et plus
expéditif. La raison en est palpable , pour si peu que
l'on interroge les effets que devait produire sur l'économie ce mélange de corps butireux , de lait alkalinisé , de viandes moitié pourries , de sang et de suif ,
de jambon gras et à son dernier degré de rancité , de
l'eau sulfureuse pour boisson ; et pour comble d'im-

péritie , point d'exercice , si utile en pareil cas , pour
faciliter les diverses excrétions , surtout celles de
la peau ; pour ne pas déranger, sans doute, l'effet du
plâtrage des frictions graisseuses de tous les jours , sur
toute l'habitude du corps , que la saine thérapeutique
doit rejeter et condamner , comme moyen propre à
concentrer , à altérer , à répercuter toutes les humeurs
qui prennent cette direction et leur donner l'ordre ,
ce passage étant bouché par ce corps gras , de rétro-
grader et d'aller faire irruption sur d'autres parties
plus délicates et plus essentielles à la vie. Mais le
tempérament de ce capitaine était tellement aguerri
à tout genre d'assaut , qu'il put encore vaincre celui
de ce traitement baroque.

Ne tombera-t-on pas d'accord avec moi, que les
frictions sèches, comme établissement général d'irritation artificielle, d'appel aux humeurs diabétiques ,
et, incontinent après , le boire du vin antimonial préparé, étaient plus convenables ; que l'aloès et le savon
ayant procuré des selles copieuses et infectes , offraient
un témoignage irrévocable du mauvais état des premières voies et de la cause diabétique qui y était identifiée , et qui commandait impérieusement son expulsion. L'aloès et le savon étaient donc les seuls remèdes
appropriés à cette maladie , aidés du vin diaphorétique , et que les vésicatoires ne pouvaient pas autant
nuire à sa guérison que cet absurde régime , seul
capable d'abattre la santé la plus robuste.

Si le Diabétès a réellement existé chez Mederith ,
l'on ne doit rapporter sa guérison qu'à l'usage du
souffre , de l'eau de chaux , qui a neutralisé la cause
acide du Diabétès ; à l'usage du vin antimonial tartarisé , comme excellent diaphorétique , et aux pilules

incisives et purgatives , qui , à la longue , ont détruit
le foyer de la cause diabétique et ont amené la
guérison.

J'ai remarqué dans le grand nombre de diabétiques
que j'ai eu occasion de traiter dans les climats chauds,
que l'anasarque , les tumeurs œdémateuses , les hé-
morrhoïdes occultes, la diarrhée, ainsi que l'a observé
de même Deheredia , étaient mortelles , comme l'a
fait Barbeirac, pour les courbatures lombaires aiguës,
l'inflammation pulmonaire avec crachement de
sang , etc.

Il n'est pas un lecteur judicieux qui n'ait été frappé
des contradictions manifestes que l'ingénieux copiste
a insérées dans son *Dictionnaire de médecine pratique et
de chirurgie* , et surtout à l'article Diabétès, où il dit
*le Diabétès insipide doit être traité par les moyens appro-
priés aux maladies dont il est un symptôme.* Il regarde
donc ce fait urineux comme la production d'une maladie quelconque ; mais quel est ce genre de maladie ?
c'est son secret , ou plutôt la difficulté qu'il n'a osé
aborder , et lui donner un caractère recommandable ,
une explication claire et précise. Tout le monde sait
que , pour être conséquent en thérapeutique , l'on ne
doit pas diriger une méthode curative vers un effet ,
un phénomène (c'est cependant ce que l'on fait tous
les jours) qui ne pourrait exister s'il n'avait pris
naissance dans une source propre à sa création. Si
donc , le Diabétès insipide est le symptôme , ou pour
mieux dire le résultat d'une maladie d'essence diabétique ; il me semble que l'on ne doit s'occuper ,
ainsi que dans toutes les autres actions morbifiques ,
que des moyens propres à la destruction de leur vice
créateur. Autrement ce serait conseiller de remédier

à la fumée qui sort de l'embrasement d'un édifice. Tout cependant nous dit que, pour faire cesser le désordre et le danger, il faut en détruire le principe. Si donc le *Diabétès insipide est un symptôme*, il ne doit pas être traité, mais bien la puissance motrice qui lui a donné l'être.

« Le Diabétès mielleux ou essentiel », ajoute-t-il (je n'ai jamais pu comprende ce que veut dire M. P. par l'addition du mot *essentiel* dans ce cas pathologique; tout ce que je sais, c'est qu'il signifie important, absolument nécessaire. Or, cette qualité n'est pas absolument nécessaire au Diabétès, etc.), « est une maladie » toujours dangereuse, surtout lorsqu'elle vient après » des fièvres chroniques » (cas extrêmement rare qui n'arrive que lorsque l'humeur peccante de la maladie primitive a conservé son intensité et s'est portée sur les organes urinaires) « et l'abus des liqueurs fortes » (cette idée est d'autant plus fausse que l'excès de ces boissons est le plus cruel ennemi de l'économie animale, parce qu'il resserre, enflamme, racornit et cause beaucoup d'obstructions des viscères du bas-ventre, du pylore, du cardia, du corps de l'estomac, etc.)« la » cause n'étant pas connue, son traitement ne l'est » guère mieux. On propose (1) les toniques, les stimu- » lans, les bains froids, les frictions avec la teinture » de quinquina, ou avec un liniment spiritueux; on » serre les reins avec une large ceinture, pour empê- » cher la formation de la matière sucrée, et diminuer

(1) Ce mot jette tous les esprits dans l'incertitude et dans la plus obscure confusion sans espoir de s'en tirer. Cette idée vague fera toujours flotter le jugement de l'homme de l'art entre l'espoir et la crainte; ce qui donne la mesure des prétendus progrès de la science, de l'extrême sagacité du nouveau propositeur.

» l'absorption de la peau ; la diète animale, les graisses,
» le repos, abstinence entière des végétaux (1), lait,
» coupé avec l'eau de chaux (méthode anglaise) ou
» avec le bouillon (quoi de plus absurde que cette proposition !); « au repas, viandes de mouton, de bœuf,
» cochon, soupes grasses, sans épices. » (Le lecteur sera
étrangement étonné de voir exclure ici la tonicité
des épices où elle doit être expressément recomman-
dée, pour faciliter la digestion des corps gras, empâtans et indigestes, comme c'est l'usage dans toutes
les bonnes cuisines et pour des gens en bonne santé ;
comme de voir qu'on bannit ici les toniques, les sti-
mulans, tandis qu'on les préconise là où ils sont préjudiciables.) « Quelques prises d'ipécacuanha pour
» évacuer les acides, les glaires de l'estomac (*bene*
» *nota*), frictions, tous les matins, avec du lard, et
» flanelle sur la peau. » (On trouve ici la copie fidèle de
l'extravagant pot-pourri de Rollo).

　　« Dans le régime, on bannit les relâchans, tout ce
» qui peut irriter les organes des urines, les lits mous,
» l'humidité, le froid, les peines d'esprit. On fait usage
» d'alimens solides, de bœuf, de mouton, de vieilles
» volailles, du lait, du ris, de la farine de pommes

---

(1) L'expérience et la sage observation prouvent, au contraire,
que le régime végétal est seul convenable à toutes les circonstances
de vive lésion organique, par la simple raison que la digestion des
végétaux, hors les farineux, est moins susceptible de travail et
plus facile; qu'ils sont plus balsamiques; et la preuve en est incontestable, puisque les habitans des zones torrides, où cette maladie
est commune, préfèrent la diète végétale dont ils retirent le plus
grand avantage. Preuve certaine qu'ils savent profiter des leçons
de l'expérience, et du discernement qu'elles font naître dans leur
esprit.

» de terre, des huîtres, des crabes, d'un vin géné-
» reux ; air chaud et sec, exercice modéré, amusement
» agréable. » Et, pour combler la mesure de ses inconséquences, M. P. renvoie, pour le reste de ses chimères, à l'article *Régime tonique.*

Comme l'homme sensé préfère les preuves de la vérité expérimentale aux fables descriptives dont la
médecine abonde, je vais essayer de lui en donner de
physiques (comme devraient faire tous les écrivains
de sciences profondes), pour le convaincre de la fausseté de cette opinion, et du danger de l'usage de ces
remèdes.

D'abord, pour une intime conviction, il faut com-
mencer par poser en principe, comme je l'ai déjà fait,
que le Diabétès, de quelque nature qu'il soit, est le
signe caractéristique de la plénitude viscoso-humo-
rale, plus ou moins acrimonieuse, et d'un commencement de dissolution, dont les effets sont différens
des autres espèces ; et personne n'oserait les révoquer
en doute, tandis que la qualité et la quantité d'urines
sont là pour éclairer l'erreur et donner un démenti
formel à tout esprit hypothétique. Que peut donc exi-
ger cet état de choses pour remplir les vues de la nature, du malade et du médecin ? Une expulsion totale
de cette cause matérielle, par les évacuans de toute
espèce, les eccoprotiques (purgatifs doux), les eccor-
thatiques (désobstruans), les dépuratifs, les fondans,
les diurétiques, les diaphorétiques, les vésicatoires,
sur la fin du traitement, pour achever par leur longue
suppuration la guérison radicale (Voilà à quoi se réduit toute la science curative): seuls moyens de délivrer
la nature de la servitude d'un fardeau corrupteur qui
fait son désespoir ; de rétablir l'ordre et l'équilibre

4

dans tous les systèmes ; de rendre à la masse générale des liquides sa fluidité naturelle ; et enfin, de restituer à l'ensemble mécanique l'harmonie de tous ses ressorts.

Je demande maintenant si cette série de médicamens *proposés*, si contradictoires et diamétralement opposés à la nature de la maladie, peut remplir cet objet important. Mais ce qui révolte le plus la raison, c'est la diète animale, *les graisses*, *le bœuf*, *le mouton*, *le cochon*, etc. Il ne fallait rien moins que cette *proposition* pour achever de me convaincre que l'animalité règne partout. N'est-ce pas des matériaux plus propres à la formation d'une masse putride qu'à sa destruction ? N'est-ce pas ajouter à la cause matérielle préexistante ? N'est-ce pas accumuler putridité sur putridité, par l'impossibilité à cet organe de digérer ces corps gras et pesans ? N'est-ce pas lui ravir toutes ses facultés réactives ? N'est-ce ces substances trop succulentes et indigestes, que la saine pratique a sévèrement banies du régime diététique, dans les maladies aiguës et même dans la convalescence ? Puisque l'expérience n'a cessé de prouver que quelques cuillerées de bouillon gras, données à contre-temps, dans un état de fièvre gastrique, produisaient des coliques, des vomissemens, des lipothymies, des redoublemens de fièvre, et jetaient les malades dans des angoisses mortelles, dans lesquelles on en a vu plusieurs succomber. A quels événemens sinistres ne doit-on pas s'attendre de l'usage de ces corps gras, toujours pesans et indigestes, surtout de ce *lait coupé avec le bouillon* (il faut que je le lise pour y croire), qui, lui seul, est un poison dans certains embarras gastriques ; *à fortiori*, uni avec une substance butireuse et caséeuse, que renferme le lait, dans des circonstances critiques qui réclament les substances les plus légères, les plus disgestibles.

Mais ce qu'il y a de plus étonnant dans M. P., qui garde le plus profond silence sur l'analyse de cette maladie et sur sa cause efficiente, c'est la prescription, par manière d'acquit et sans conséquence, de quelques prises d'*ipécacuanha*, *afin*, dit-il, *d'évacuer les acides, les glaires de l'estomac*. Quoi ! M. P., vous n'êtes pas conséquent? vous admettez un foyer d'*acides*, *de glaires dans l'estomac*, et vous conseillez tout ce qui est propre à les augmenter, à les exaspérer, et à réduire cet organe à l'impossibilité physique de se soustraire aux assauts terribles de votre administration médicamenteuse, inconsidérée et emplastique. Si vous admettez l'existence de ces causes matérielles, prétendez-vous les détruire par un tel régime anglais, et par vos frictions *avec du lard* (celui-ci a été substitué au saindoux de Rollo), et l'application de *la flanelle sur la peau*, et faire sortir, par la voie des pores, ces corps *acides et glaireux* dont vous avez avoué la présence dans l'estomac? En vérité, la raison ne peut concevoir cela.

Continuant notre examen, et fixant notre attention sur l'alinéa qui suit le *lard* et la *flanelle*, nous trouvons encore des inconséquences remarquables. *Dans le régime*, dit-il, *on bannit les relâchans, tout ce qui peut irriter les organes des urines*. Comment faire concorder cette opinion? Est-ce que les relâchans sont dans le cas d'*irriter les organes*, puisqu'ils sont employés tous les jours, avec succès, pour abattre et détruire l'irritation? L'exclusion des irritans ne rentre-t-elle pas dans la classe des calmans et des moyens appropriés à ces circonstances? Du reste, en abondant dans le sens de la maladie après les évacuations alvines, ce sont les diurétiques, les incisifs, les fondans, les diaphorétiques,

qui conviennent pour provoquer l'issue des matières
hétérogènes qui troublent l'harmonie organique ; et
les alkalis, souvent très-utiles à la neutralisation des
acides, source ordinaire du Diabétès, le long usage
du cresson, m'en ont convaincu.

Tout le monde aura de la peine à croire que *les lits
mous* soient susceptibles de contribuer, pour la moindre
chose, au développement ou à l'entretien de cette
maladie, parce qu'elle ne dépend nullement, comme
on le prétend, du *relâchemen du tissu rénal*. Que
deviendrait la haute société, qui passe la moitié de sa
vie dans les *lits mous*, si cette opinion était vraisem-
blable?

M. P. défend ici le froid, tandis que plus haut il
conseille les bains froids comme *toniques*. Physiquement parlant, ces deux élémens froids, l'eau ou l'air,
doivent remplir la même indication, et opérer le
même bien ou le même mal. Il ne faut donc pas, M. P.,
condamner ici ce que vous avez préconisé là? Ce conflit d'idées fait ordinairement confondre le brun avec
le noir. Eh! c'est la couleur favorite de ce vaste tableau des infirmités humaines.

Dans la crainte de ne s'être pas assez appesanti sur
le *régime animal*, il le recommande de nouveau, dans
cet alinéa, où il dit : *On fait usage d'alimens solides,
du bœuf*, etc., etc. On voit qu'il avait oublié d'ajouter
le mot *solide* à ses moyens diététiques. Ils sont en effet
si *solides* qu'ils deviennent le fondement indestructible
de la mort. Il recommande encore l'usage *du lait, du
riz, de la farine de pommes de terre*. Est-ce là des *alimens
solides*, dans le sens de M. P. ? A la vérité, le lait, par
ses élémens butireux et caséeux, rentre dans la classe
des corps gras et indigestes, s'il rencontre dans les

premières voies quelque ferment décompositeur. Mais comment ferons-nous pour faire accorder ces *alimens solides*, si fortement recommandés, avec l'usage du riz (Voyez la note ci-dessus), *de la farine de pommes de terre*, celle-ci étant d'une substance très-aqueuse (1) ? Là, il proscrit les relâchans; ici, il les ordonne : ce qui prouve évidemment qu'il ne connaît ni les indications, ni la manière d'agir d'aucune substance médicamenteuse ; qu'il n'a vu d'autre spectacle de la nature souffrante et des moyens de la soulager, que celui que lui ont mis sous les yeux des pages imprimées et insigni-fiantes. On trouve à côté de ces substances rafaîchis-santes et relâchantes, des *huîtres*, *des crabes*, *des vins généreux*. N'est-ce pas souffler le chaud et le froid, le sec et l'humide ? les *huîtres* et les *crabes* sont salées, elles sont donc toniques ? le *vin généreux* l'est bien

(1) Cette racine renferme une eau dissolvante: en voici la preuve. Dans la disette et l'extrême cherté du blé, en 1814 et 1815, j'ai vu périr, dans la campagne, beaucoup de malades d'un état de dissolution, pour n'avoir vécu pendant plusieurs mois que de pommes de terre cuites à l'eau ou sous la cendre, parmi lesquels il s'en est trouvé grand nombre qui sont morts dans le plus haut degré de la dissolution diabétique; d'autres, dans la leucoflegma-sie; et quelques-uns, surtout les vieillards et les enfans, de la diarrhée; etc. Mais la cause de cette mortalité bien reconnue, et convaincu qu'elle résidait dans le délabrement des organes de la digestion, il m'a suffi, pour en arrêter les progrès et rappeler à la santé grand nombre de ces malades, de prohiber rigoureusement l'usage de cette racine, et de lui substituer les incrassans et les analeptiques fortifians. Si M. P. avait mieux connu les principes constitutifs de cette substance, il en aurait exclu la prescription, dans ce cas diabétique, comme trop aqueuse, et par conséquent contre-indiquée. Il aurait dû savoir que quarante livres de pommes de terre râpées, lavées et relavées, se réduisent à quatre livres, et souvent à moins, de fécule. Il y a donc trente-six livres d'eau.

davantage ; il porte bien plus directement sur les organes de l'urine , que M. P. recommande expressément de ne pas *irriter*, tout en conseillant des moyens pour cela , comme on vient de s'en convaincre ?

Le lecteur trouve dans ce raisonnement bien mal réfléchi la copie fidèle de celui de Rollo et de plusieurs autres médecins aussi superficiels , et l'invitation hardie à mettre en pratique des moyens plus pernicieux que salutaires , puisqu'on ne daigne pas préciser les circonstances de leur indication et de leur absolue exclusion ; le choix qu'il faut faire de tels ou de tels , de leur juste application dans telle ou telle occasion , à tel âge , à tel tempérament , et des modifications qu'il faut apporter aux divers degrés de la maladie , à ses complications , etc. , etc. J'ai assez discuté l'opinion de ces auteurs , pour en montrer tout le ridicule ; mais je n'ai pu passer sous silence l'enchérissement de M. P. sur le galimatias de Rollo qui s'est néanmoins rapproché , plus que lui , de la véritable question ; car l'eau de chaux , le soufre , l'antimoine , les pilules de savon et d'aloès , les vésicatoires , pour faire diversion aux humeurs diabétiques , sont autant de moyens convenables ; mais le régime est absurde. Puisque l'intelligence de M. P. a été en défaut pour l'explication de la cause du Diabétès , il ne faut pas s'étonner qu'il ait nourri son esprit d'illusions, et qu'il les ait rendues si sensibles par la tradition de tant de fausses éruditions. Je vais entreprendre l'analyse de ses moyens *proposés* pour *une cause inconnue* , et pour *un traitement qui ne l'est guère mieux* , afin de mettre le lecteur à portée de juger la question , et la vérité de ma discussion.

Proposer une série de remèdes sans connaissance

de cause, c'est dire à quelqu'un qui entreprend un voyage de long cours dans des pays inconnus, Passez par ici ou par là, devant, derrière, à droite ou à gauche ; c'est mettre les armes à la main pour tirer, dans une nuit obscure, des coups de fusil vers un endroit où l'on croit avoir entendu un bruit confus, et tuer des gens que l'on avait intérêt de conserver ; c'est enfin engager un pilote à aller parcourir des mers houleuses sans voiles et sans boussole. Voilà pourtant le sort des médecins novices, et de milliers de ceux qui exercent l'art difficile de guérir avec le secours de tels livres. Dès-lors les malades, accablés des chaînes de l'impéritie, sont exposés aux instrumens de l'incertitude, dont on ne connaît ni la pointe ni le tranchant, ni l'objet de leur application ; et l'on en trouve le témoignage irrévocable dans les *propositions* de M. P., qu'il nous a transmises, tout bonnement, sans prendre la peine d'approfondir la maladie, la diversité de ses effets idiopathiques et symptomatiques, ni d'examiner les moyens les plus convenables à leur destruction, et, sur toutes choses, l'action particulière de tout moyen curatif.

Voilà donc la preuve évidente des sentimens versatiles des auteurs copiés, qui tous se sont fait un devoir de prendre Rollo pour modèle, et de consacrer son extravagant régime, sans porter un regard scrutateur sur la source diabétique, qui cependant tombe sous les sens les moins clairvoyans, ni sur les qualités individuelles des moyens employés, tels que *les toniques, les astringens*, etc., etc., qui tous ont, à quelque chose près, les mêmes vertus ; et cet emploi, si généralement *proposé*, ne laisse aucun doute sur la réunion de toutes les opinions touchant cette maladie,

que l'on n'a voulu considérer que sous le rapport imaginaire de l'atonie de tous les systèmes, puisqu'on n'a
proposé que des moyens propres à relever le ton des
organes, à ranimer les forces que l'on prétend abat-
tues; erreur transmise, qui captive tous les esprits
bornés. On la rendra palpable, par l'embarras où
vont se trouver ces auteurs de chimères si on leur
demande la cause de cet abattement et de ce prétendu
relâchement; pourquoi les urines excèdent prodigieusement leur cours naturel ; pourquoi elles sont tantôt
sucrées, tantôt insipides, de différente couleur, plus
ou moins foncées, plus ou moins sédimenteuses, etc.
D'après la justesse de ce raisonnement, n'est-on pas
en droit de conclure que, puisqu'il y a des différences
si marquées entre les effets, il doit nécessairement y
avoir deux sortes de relâchement, l'un à source sucrée,
et l'autre à source insipide ; par conséquent deux causes
tout-à-fait opposées, etc. C'est une question trop claire
et trop facile pour être réduite en problème. Cependant on applique à toutes les deux le même traitement,
ce qui répugne à la raison.

Oserait-on continuer de nous dire que l'état diabétique tient de celui de la faiblesse de l'appareil urinaire, et que c'est à celui-ci qu'il faut rapporter tous
les désordres? A ce langage mensonger nous oppose-
rons celui de l'expérience de tous les siècles, qui nous
présente l'immense tableau de maladies de langueur,
de fièvres étiques, de fièvres lentes nerveuses, de longues
prostrations des forces, d'épuisemens invétérés, de longues incubations morbides, de menaces continuelles de
dissolution humorale, scorbutique, etc., etc. Toutes ces
maladies ont leurs causes respectives, et aucune d'elles,
quoique conduisant le sujet aux faiblesses de la mort,

n'a donné aucun symptôme diabétique. Il faut donc conclure de là que si la faiblesse organique n'entre pour rien dans la cause efficiente de cette affection, les moyens *proposés* ne conviennent nullement, comme étant tous de la classe des irritans, et plus propres à empâter, à enflammer, à incendier les organes, déjà rudement travaillés par l'importunité de la matière diabétique, et par la présence d'alimens mortifères, si ingénieusement recommandés ; à provoquer des engorgemens viscéraux, à bouleverser les systèmes vital et circulatoire ; à hâter enfin le terme fatal qui va être incontestablement démontré par les observations suivantes ; mais ce qu'il y a de plus risible, c'est le conseil ci-après.

On serre les reins avec une large ceinture, pour empêcher la formation de la matière sucrée et diminuer l'absorption de la peau. N'est-ce pas un conseil vide de sens et jeté au hasard, n'étant étayé d'aucune démonstration physique, base essentielle de toutes les sciences ? Il est vrai que l'avis doctrinal de cette application est relatif à la chimère du relâchement de l'appareil urinaire, qui remplit l'imagination de tous les faibles cerveaux.

Je crois avoir suffisamment prouvé l'origine de cette affection morbide, surtout par les observations, pour me dispenser d'entrer ici dans de plus longs détails pour la solution de ce grand problème, qui n'aurait pas dû échapper au génie de tant d'observateurs éclairés, surtout à celui de M. P., qui en voulant dissiper les nuages ténébreux de notre esprit et en devenir le guide éclairé, a ajouté à leur obscurité par ses inductions thérapeutiques, en prétendant par la *ceinture*, etc., etc., remédier à des désordres indépendans absolument des régions rénales. Je n'aurais pas pensé qu'un écrivain se permît de devenir l'apôtre d'erreurs

aussi grossières et l'artisan de maux incalculables (1).
Le conseil de l'application de ce bandage nous offre le
témoignage de sa bonne foi et de sa croyance réelle
que la *formation de la matière sucrée* dépend absolument de l'atonie des organes urinaires, du tissu cellulaire, et de la participation de la peau qui les couvre.
De cette fausse maxime doit nécessairement découler
la conséquence impérieuse de l'emploi de moyens appropriés à ce prétendu état de relâchement. Mais un
discernement plus sain, puisant dans la raison physico-
médicale des points de doctrine plus naturels, peut
démontrer jusqu'à l'évidence, que la *matière sucrée* et
l'absorption de la peau tiennent absolument à l'esprit
hypothétique, et ne présentent pas même de vraisemblance: ce dont nous allons essayer de convaincre le
lecteur par des preuves matérielles aussi utiles, aussi
indispensables à la médecine qu'à la justice pour la
solidité de ses jugemens. Il importe donc essentiellement de discuter l'opinion de M. P. sur l'avantage
que l'on peut retirer de son traitement *proposé*, sans
oublier la fameuse *ceinture*; car il ne suffit pas de dire
nego totum, mais il faut y ajouter le *quod sic probo*. Il
ne suffit pas de nier, il faut prouver.

Depuis cinquante ans que j'étudie la nature humaine, elle m'a appris à la connaître, et à raisonner
sur les véritables principes qui constituent son essence, sur les élémens de ses diverses altérations, et
elle m'a prouvé l'importance de la devise éternelle et
infaillible, *absque causâ*, *nullus effectus*. (Il serait à
souhaiter, pour le bonheur de la société, qu'elle fût

(1) La tolérance et la propagation de tant d'erreurs, ont perpétué et perpétueront à jamais les calamités humaines.

celle de tous les gens de l'art.) D'après ce principe,
avoué des plus grands philosophes, le Diabétès insipide ou sucré ne peut dépendre de la même cause, de
l'atonie des organes urinaires ; parce que l'on sera
toujours en droit de demander d'où vient cette perte
d'élasticité fibreuse, et comment il peut se faire que
ce relâchement puisse donner aux urines des qualités
de toute nature, *insipides*, *sucrées*, de couleur et
d'hyposthases différentes, etc., tandis que la raison et
la nature sont parfaitement d'accord pour nous prouver que la liqueur urineuse arrive de tous les points
de l'économie vivante, chargée des débris de la décomposition alimentaire et des boissons dans le réservoir qui lui est destiné ; que cet organe est presque
passif, et que pour l'émission de ce liquide, il ne fait
qu'obéir à son action stimulante.

Pour que l'argument de cette prétendue faiblesse
organique pût avoir quelque mérite, il faudrait nécessairement admettre un embarras de ce fluide dans
ses canaux excrétoires ; certes alors il pourrait résulter de cet obstacle, d'abord une irritation proportionnée à l'action stimulante, comme on le voit dans l'is-
churie, la strangurie, etc., à laquelle pourrait succéder un relâchement quelconque, et à celui-ci un
épanchement séreux ; car il ne peut y avoir de relâchement ni d'épanchement sans une cause déterminante,
et celle-ci ne peut provenir que du défaut de fluidité
des humeurs ; de là engorgement, dilatation, épanchement, douleurs, etc., etc. Les moyens proposés ne
sauraient donc convenir, puisqu'ils ne tendraient à
rien moins qu'à favoriser l'accumulation des matières
hétérogènes, et à les mieux concentrer par la pression
de la *ceinture*, etc., etc. Ce mode de traitement n'est

donc pas admissible. Si le génie des infirmités humaines avait pu pénétrer celui de la plupart des écrivains, nul doute qu'ils n'eussent mieux apprécié son
caractère, fait mieux ressortir le tableau de ses phénomènes et la vérité de leur source, que l'empire fas-
tueux des systèmes ne cesse d'obscurcir de plus en
plus.

Concentré dans ma petite sphère lumineuse à côté
de ma bonne amie la raison physico-médicale si généralement méconnue, j'ai toujours considéré le Diabétès, quelle qu'en soit la nature, comme symptôme de
maladie des fluides, et non comme maladie des solides, qui n'existe et ne peut exister que secondaire-
ment par l'effet dissolvant des fluides, quoi qu'en dise
l'esprit innovateur et fantastique. Ce théorème ayant
été déjà mis en évidence, il me suffira d'ajouter que tous
les phénomènes qui se passent à l'extérieur ne sont
que le résultat du désordre intérieur. Or le cours dés-
ordonné des excrétions, la diarrhée, le flux hépatique, la dyssenterie, le flux hémorrhoïdal, les sueurs
continues, les différentes espèces de teigne, le cuisant
prurit, les dartres, la gale, les dépôts, les loupes, la
salivation, l'asthme, les crachats visqueux, séreux,
l'affluence extraordinaire d'urine, etc., etc., ne sont
que des signes d'affection morbifique, des épreuves
certaines de l'altération des fluides, de leur âcreté ou
de leur épaississement : il ne peut donc exister de maladie sans cause, sous la dénomination de *Diabétès
mielleux* et encore moins d'*essentiel*, à moins que l'on
ne prenne la partie pour le tout, et par conséquent
l'effet pour la cause ; car ce phénomène ne peut appartenir, raisonnablement pensant, qu'à la cause d'une
chylification vicieuse qui porte dans toute la circula-

tion un principe d'âcreté et de dissolution, dont le résultat est sucré ou insipide, suivant l'action spécifique
de son caractère.

Tout le monde sait que la source naturelle des urines
est dans l'estomac ; qu'elles en partent avec les qualités
qu'il leur a transmises ; qu'elles vont, suivant leur degré d'intensité délétère, attaquer, altérer, détruire la
cohérence des solides ; que leur abondance, leur couleur, leur odeur, leur saveur, leur consistance et leur
écoulement, sont toujours subordonnés aux espèces
d'alimens et de boissons que l'on prend, et à leur quantité. On sait que la betterave rouge, la carotte, l'as-
perge, la garance, la rhubarbe, etc., etc., impriment
leur couleur et leur odeur à l'urine ; que les gour-
mands, les carnassiers, surtout ceux qui mangent
beaucoup de viandes noires, comme bœuf, mouton,
cochon, etc., rendent des urines très-épaisses, et sont
très-sujets au calcul, à la gravelle, etc., qui se forment
dans la vessie et ailleurs. Il faut donc conclure d'après
ces principes rendus palpables par l'observation et l'expérience, que ce prétendu relâchement n'est qu'un
être de raison.

Mais ce que je trouve de plus plaisant, c'est de prétendre *arrêter la formation de la matière sucrée, par le
serrement d'une large ceinture.* J'ai cru de bonne foi,
entendre annoncer qu'en posant un cercle de fer sur
une barrique de vin muscat, on lui enlèverait la matière sucrée ; ou si l'on veut une comparaison sans
réplique, qu'en entourant un canal qui donne de
très-mauvaises eaux, d'un ciment plus fort, plus solide, on lui ravirait ses qualités nuisibles. Il me semble
qu'en bonne physique, un contenu vicieux est plus
susceptible d'altérer, de corrompre un contenant,

d'ailleurs en bon état, que celui-ci. L'on n'a qu'à faire parler l'expérience sur la corruption des fluides, et l'on en sera convaincu.

Si l'on pénètre avec moi dans ces canaux urinaires, avec les yeux de la physiologie, on y verra les merveilles de ce vaste filtre, qui sépare les humeurs superflues du sang, malgré la compression de la *ceinture*, qui peut faire beaucoup de mal, en resserrant trop les mailles du tissu cellulaire, les filières lymphatiques, et en interceptant le cours de cette liqueur; malgré, dis-je, la compression, comme on peut voir, l'écoulement des mauvaises eaux, quoique l'on ait eu le soin d'en rétrécir et d'en fortifier les canaux; donc, le vice radical de ces sortes d'écoulement ne dépend nullement de leur contenant; mais celui-ci peut à la longue en contracter les impressions dépravées, etc.

La saine philosophie nous apprend que les fluides sont les créateurs, les conservateurs et les destructeurs des solides, selon les bonnes ou mauvaises qualités qui les dominent. Il ne faut qu'ouvrir les yeux pour s'en convaincre, et les étendre sur les ruines des corps les plus durs qui nous entourent, etc. Si c'est à leur perfide influence que nous devons la destruction; c'est donc vers elle que nous devons tourner nos regards, toutes nos pensées, et forcer notre esprit à bien saisir, à bien définir cette cause influente et à ne travailler qu'à son amélioration. Le *serrement de la ceinture* ne peut donc *empêcher la formation de la matière sucrée*, qui arrive toute formée des régions plus éloignées, pour être déposée avec l'urine dans le réservoir qui lui est destiné, et *diminuer l'absorption de la peau*. D'après ce raisonnement, le système cutané serait le fabricateur des sucres diabé-

tiques. Mais j'ai beau interroger toutes mes facultés
intellectuelles, elles restent muettes sur l'explication
de cette énigme, et rien ne peut me faire deviner la
pensée de M. P. sur la *diminution de l'absorption de
la peau*, car il ne s'explique pas plus sur ce point que
sur les autres; il garde un absolu silence sur la nature
de cette *absorption* ; est-elle intérieure ou extérieure ?
voilà le point le plus délicat de la question qu'il n'a
pas plus osé aborder que les autres. Il paraît néanmoins certain qu'il a voulu continuer de marcher
dans le vague de sa théorie et laisser le lecteur dans
l'appréciation de ses idées.

Cette *ceinture*, nous osons le dire, n'est mise sur
les reins que comme une cinquième roue au carrosse.
Si l'*absorption* a été jugée extérieure, il a voulu sans
doute par la *ceinture*, ou empêcher l'introduction de
la *matière sucrée* supposée dans le système cutané des
régions rénales, ou bien comprimer celle qui y est
déjà disséminée, et former une barrière à son nouveau transport. Il n'est plus rien qui puisse justifier
l'application de cette sangle, application d'autant
plus ridicule que son objet, cas pathologique de haute
importance, dérive directement de l'altération des
fluides animaux, comme je l'ai déjà prouvé par le
raisonnement le plus simple, le plus naturel et que
l'expérience a mille fois confirmé. Je n'ai jamais fait
usage de ce moyen oppresseur, et j'ai toujours eu la
satisfaction de guérir tous mes diabétiques.

La raison n'aime point des discours frivoles, de
vains mots, elle veut des preuves physiques, la démonstration incontestable de l'émanation des faits,
et il en est de bien constans, de bien authentiques
dans les rapports intimes des urines avec les systèmes

digestifs et cutanés , ce qui n'aurait pas dû échapper
aux ingénieux physiologistes , et encore moins à l'extrême sagacité de M. P. Ce fluide lui aurait appris
qu'il est toujours une sorte de lessive , chargé de diverses combinaisons de l'estomac , de couleur , d'o-
deur , de saveurs et de consistance , qui varient selon
la nature des alimens , des boissons , l'âge , le tempérament , les saisons , et qu'il charrie beaucoup de
matières salines. Or , ce principe généralement reconnu , comment peut-on errer diversement sur la
cause essentielle de la maladie qui nous occupe?
Et comment a-t-on pu imaginer la prescription d'un
traitement et d'un régime aussi inconvenant? Ce liquide lui aurait montré péremptoirement que , quelque
limpide qu'il soit , il n'en est pas moins une dissolution , qui met sous les yeux du chimiste le phosphore ,
la soude , l'ammoniaque , la chaux , et un acide particulier , auquel sont dus les calculs qui se forment
dans la vessie , et que l'on a nommés, pour cette raison,
acide lithique , du mot grec *lithos* , qui veut dire pierre.

Le chimiste M. P. doit savoir que l'urine charrie les
principes mêmes de l'ossification , car la matière des os
n'est qu'une chaux unie à l'acide phosphorique et mê-
lée, dans cette combinaison, avec quelques parties d'a-
cide carbonique , d'acide marin et d'alcali minéral ou
salin. Concluons de là que la lessive urineuse n'est pas
seulement une lotion salutaire et destinée à entraîner
hors du corps tout ce qui, par un trop long séjour ,
pourrait engendrer des maladies ; mais qu'elle est encore une expression fidèle de toutes les pertes que nous
éprouvons , depuis le plus grand accroissement jusqu'aux dernières limites de la vieillesse ; que l'écoulement immodéré d'urine qu'on appelle Diabétès ,

présente plusieurs caractères, tantôt celui d'urine
déliée, limpide, aqueuse, excédant de beaucoup la
mesure des boissons; tantôt celui d'urine trouble,
très-épaisse, blanche, comme chyleuse, souvent chocolacée, briquetée, d'autres fois violette, brune, rouge,
jaune, poracée, etc., d'odeur insipide, aigre, nauséabonde; quelquefois de saveur, d'odeur et de couleur
de miel, d'où lui est venu le nom de *mellitus*, ayant,
pour cause de ses dérèglemens excrétoires, l'altération,
l'appauvrissement de la connexion des sucs vitaux,
l'acrimonie atténuante, fondante et dissolvante, de différentes espèces; peut-être l'inondation aqueuse de
la bile, si féconde en toute sorte d'action, et par conséquent le mélange et la vertu savonneuse, le changement de la graisse et de la gelée nourrissante en eau
malfaisante, le grand relâchement des vaisseaux émul-
gens, le trop violent abord d'humeurs acro-visqueuses
vers les reins, etc., que l'on ne peut considérer, en
saine pathologie, que comme autant d'effets d'un foyer
orageux et éloigné; car ne pourrait-on pas affirmer
que le Diabétès est une pluie urineuse qui prend sa
source dans le trouble de l'athmosphère du mécanisme
animal, comme les météores aqueux dans l'atmosphère du globe terrestre, et que ces deux phénomènes
pluvieux ne sont autre chose que le résultat des vapeurs, les unes intestines et les autres extérieures et
aériennes; celles-là, désordonnées, dévoratrices du
règne animal; et celles-ci, par leur excès, dévastatrices
de la nature entière. Ne sait-on pas qu'il y a dans le
monde connu trois ou quatre cents volcans qui vo-
missent du feu, des terres, des cendres calcinées, des
pierres, des vapeurs chargées de substances plus ou
moins pernicieuses, etc., etc.? Ne sait-on pas que

plusieurs matières se décomposent dans le sein de la
terre et produisent des exhalaisons méphitiques ou in-
flammables, qui se répandent dans l'air et y causent
des désordres, etc.? Nos organes ne sont-ils pas
semblables à ces volcans? Ne font-ils pas explosion
comme eux? Tous les phénomènes qui frappent nos
sens, qui captivent notre attention et nous inspirent
des craintes pour le salut des malades, ne sont-ils pas
autant de preuves de commotion animale? Ces inflam-
mations, ces fièvres ardentes, ces délires violens, ces
transports furieux, ces débats acariâtres, ces sorties
opiniâtres du lit, l'humeur massacrante (1), le visage
enflammé, les yeux égarés, la peau aride et brûlante,
l'abdomen balloné, ces mouvemens convulsifs, ces
soubresauts des tendons, ces grincemens des dents,
ces apoplexies foudroyantes, ces catarrhes suffocans,
ces ophthalmies rongeantes, ces gouttes sereines, ces
tics nerveux, ces attaques subites de spasme, ces té-
tanos, ces choléra-morbus, ces fièvres jaunes avec
leur vomissement noir, ces fièvres insidieuses, malignes, putrides malignes, ces maladies atrabilai-
res, etc., etc., tous ces phénomènes ne sont-ils pas autant
d'effets volcaniques? n'émanent-ils pas d'un foyer
corrompu et incendiaire? Celui-ci n'exige-t-il pas que

---

(1) J'ai été souvent réduit à la dure nécessité de faire attacher
des malades dans leur lit, pour ne pas exposer les personnes qui
les entouraient à quelque événement fâcheux. J'ai vu un officier du
régiment du Cap-Français (Saint-Domingue), dans un délire fré-
nétique, s'élancer de son lit, sauter sur son épée suspendue loin
de son lit, la dégaîner, et nous poursuivre jusqu'au bas de l'esca-
lier de sa chambre, où il s'évanouit. Reporté soudain dans son lit,
il y reprit bientôt connaissance, et, quinze jours après, il se trouva
hors de danger et entra en convalescence.

l'on fixe toute son attention sur lui et qu'on lui applique
tous les moyens possibles de destruction comme cause
de tant de désordres? Ne sait-on pas qu'il y a une
chaîne d'évaporations qui communique à la masse
générale de ces deux atmosphères une énorme quantité d'eau réduite en vapeurs? qu'il tombe, en Afrique,
de la grosse pluie qui donne des frissons et corrode
la peau si quelque goutte la touche?

N'est-ce pas un flux et un reflux perpétuel de vapeurs, d'absorption et de transpiration qui se fait dans
tous et hors de tous les corps avec leurs bonnes ou
mauvaises qualités, et leurs diverses altérations sont
autant de sources d'exhalaisons différentes qui s'élèvent de la masse putride des fluides animaux, comme
celles qui se forment dans l'atmosphère terrestre, par
un mécanisme physique et si mystérieux qu'il ne sera
jamais possible au génie de l'homme de l'expliquer?
n'est-ce pas à la chaleur qu'il faut rapporter la cause
de l'ascension des vapeurs et des exhalaisons de la
terre? N'est-ce pas à ces émanations délétères que nous
devons presque toutes les affections qui assaillissent
le gosier, la bouche, les glandes, la tête, la poitrine,
l'abdomen, la peau, etc.? Si l'air entre pour beaucoup
dans l'exaltation des exhalaisons terrestres, pourquoi
ne serait-il pas la cause du développement des dispositions vicieuses de l'animalité, conjointement avec la
chaleur de la tugence humorale, qui tantôt dilate les
organes, diminue l'adhérence de leurs parties et les
plonge dans l'inertie; tantôt les irrite, les enflamme,
les crispe et les précipite dans la consomption, etc.,
ne doit-on pas rapporter à l'élévation de température
intestine la plupart des maladies aiguës, qui souvent
dégénèrent en chroniques, faute de destruction totale

du vice radical? Ne doit-on pas en attribuer la cause à l'état de stagnation et de fermentation des matières hétérogènes, dont l'action vaporeuse est aussitôt disséminée du centre à la circonférence, selon sa légéreté spécifique, les diverses combinaisons dont elle est susceptible, selon la nature des molécules qui remplissent l'économie animale, et qui, venant à s'y rencontrer, se repoussent ou se réunissent suivant leur analogie, leur tendance à la combinaison, ou les différens degrés d'affinité qu'elles peuvent avoir entre elles?

N'est-ce pas de la circulation établie dans la matière pour la reproduction ou la destruction des êtres de toute espèce qu'il faut faire dépendre les vicissitudes continuelles de l'atmosphère extérieure ou intérieure, les différences que l'on observe dans la densité et le ressort de l'air, ainsi que les qualités accidentelles et variables de ce fluide, comme la sécheresse et l'humidité, la chaleur et le froid? N'est-ce pas à la variété de ces influences que l'on doit attribuer la généralité des maladies qui embrassent les trois règnes (car nul d'entre eux n'est exempt d'impressions aériennes); la nature de ces impressions n'est-elle pas encore subordonnée aux dispositions physiques de chaque être, et chaque portion de ces êtres n'a-t-elle pas un tempérament particulier? N'est-elle pas douée des dons secrets de la nature, dont l'explication sera à jamais l'écueil des connaissances humaines.

Prenons pour exemple le Diabétès que les physiologistes et les pathologistes n'ont voulu considérer que sous le rapport de maladie locale, dont le principal caractère, *flux excessif d'urine*, tient exclusivement, suivant leur opinion, au *relâchement du tissu rénal;* et ce qu'il y a de plus ridicule, c'est de prétendre que cette maladie est *endémique dans les régions froides et humides comme l'Angleterre, la Hollande, l'Écosse,* etc., qu'elle est *plus rare en France et en Allemagne et parfainement inconnue dans les pays chauds. Ce relâchement du tissu rénal, dans le Diabétès, dépend de la fatigue des organes urinaires trop exercés* (raisonnement captieux), *comme le prouve le succès des toniques dans le traitement de cette maladie.* A. R. Elém. de Phys. pag. 247.

Comment parviendra-t-on à éclairer la sphère médicale et à faire faire un pas à la science, puisque des opinions erronées sont fastueusement consignées dans les livres élémentaires, dont le principal objet est de considérer la nature du corps humain, l'usage et le jeu des organes. Si la pathologie s'était montrée à ce physiologiste moderne avec tout l'éclat de ses grandes vérités, elle l'aurait conduit par des voies plus naturelles aux véritables sources diabétiques, et lui aurait fait abandonner la misérable tradition des chimères du *relâchement du tissu rénal dans le Diabétès,* etc. Mais c'est bien mal instruire le lecteur que de le laisser dans l'ignorance de l'espèce d'exercice immodéré qui a frappé la région rénale d'extrème *relâchement,* cause unique, suivant cet écrivain, de l'affection diabétique.

Si nous appelons l'antique et savante expérience à la démonstration de cette fausse doctrine, elle se hâtera de nous mettre sous les yeux des milliers d'hommes livrés à des travaux les plus pénibles, de fameux coureurs, des moissonneurs, des colporteurs, des vidangeurs, des laboureurs, etc., etc., un grand nombre delibertins qui n'ont jamais éprouvé la plus légère atteinte de cette maladie, mais bien celle de maladies inflammatoires rénale et vésicale, strangurie, dysurie, néphritis, etc. Cette cause morbifique, *relâche-ment* prétendu, est donc un être de raison ainsi que le *succès des toniques*, *des astringens*, etc.; et s'il est vrai qu'ils aient réussi quelquefois, ils n'ont pu le faire que dans le cas d'une maladie d'épuisement, d'atonie par engorgement lymphatique; à la suite d'une maladie aiguë, dont la terminaison avait eu lieu par la crise des urines; et qui après avoir été guérie avait laissé un extrême abattement de force, une atonie considérable dans toutes les propriétés vitales, et le système rénal dans l'impossibilité absolue de contractilité et de réaction contre l'afflux de ce liquide, comme l'observation me l'a prouvé dans pareilles circonstances; état d'où le mécanisme ne pouvait se relever que par des moyens énergiques. Voilà donc le seul cas, comme la saine pratique le recommande, où cette application médicale puisse convenir: et dans celui où l'on supposerait (1) que la matière diabétique obstruant les couloirs urinaires, y occasionerait du *relâchement*, encore faudrait-il, en bonne méthode curative, faire précéder des moyens propres à lever ces obstacles, à fluidifier la circulation humorale, à détourner la tendance visqueuse vers cette partie faible; et enfin à rétablir l'équilibre dans l'économie de ce département.

C'est bien mal à propos que l'on accuse les contrées froides et humides de recéler exclusivement les germes diabétiques; ce n'est pas être conséquent, puisqu'il a été généralement reconnu de tous les siècles, que les pays froids étaient, physiquement pensant, les

(1) Cette supposition de matière ne saurait être admise, puisque le *relâchement* subjugue tous les esprits, fixe toutes les idées, qu'on le regarde comme cause et effet, et qu'il produit lui seul l'extrême abondance et les mauvaises qualités de l'urine.

plus sains, les plus exempts de maladies épidémiques, et que leur influence était le meilleur des toniques : vérité si bien appréciée que, de tous les temps, les personnes frappées de maladie de langueur ont été transportées dans ces climats, où la machine humaine, prête à s'écrouler, a recouvré l'énergie de tous ses ressorts et s'y est enrichie des trésors de la plus belle santé. Or, d'après cette incontestable expérience, pourra-t-on soutenir que l'élément qui vivifie, fortifie et remplit toutes les espérances, puisse faire le mal qu'on lui attribue si gratuitement. Qui ne sait pas que les pays froids sont les vrais amis de la santé et de la longévité? Qu'en Russie et dans tout le nord beaucoup d'habitans y dépassent le siècle?

J'ai parcouru une grande partie de ces régions, et aucune n'a offert à ma rigoureuse observation un plus grand nombre de diabétiques que l'Amérique méridionale et la France. J'ai vu partout le même vice dans la cause prédisposante et occasionelle (comme on pourra s'en convaincre par les observations suivantes); cause que l'œil observateur rencontre moins dans les les *régions froides et humides* que dans les excès multipliés du boire et du manger auxquels se livrent sans cesse ses habitans. Qui ne sait pas que les Anglais, les Ecossais, les Hollandais, les Danois, les Suédois, etc., etc., mangent à chaque repas trois à quatre livres de bœuf, de mouton, de cochon, etc., avec deux ou trois onces de pain, et boivent pour boisson ordinaire de la bière en abondance, du thé avec du beurre, du cidre, et autres aussi relâchantes; boisson qui ne contribue pas peu à la débilitation de tous les organes digestifs, à la dépravation des sucs nourriciers et à la génération diabétique. *Plus occidit gula quam gladius.*

Si l'on considère attentivement l'effet de ce régime, on ne peut se défendre de lui concéder tous les privilèges de cette maladie; car il est prouvé qu'une nourriture trop succulente et trop abondante fatigue et énerve les facultés digestives. De là, mauvaise élaboration, exubérance des sucs viscoso-gastriques, chylification morbide, absorption perturbatrice, principe coagulateur ou dissolvant, perte de fluidité, circulation pénible, engorgement lymphatique acrimonieux, inertie absolue, ou action mordicante et dissolvante des corps graisseux, dont le résultat est le principe radical du Diabétès. Ce qui ajoute à ce régime fastidieux et morbifique ce sont les boissons débilitantes et énervantes, qui concourent puissamment au délabrement du premier ressort de la vie, et à l'entassement de matières fermentescibles, qui portent le désordre dans toute l'économie vivante.

Il importe donc à l'art, de ne s'occuper d'abord que de l'expulsion de cette cause délétère; et puis de remédier à ses suites fâcheuses par les diaphorétiques, pour faire diversion aux humeurs dépravées qui ont une tendance très-prononcée vers les excrétions urinaires; et, en rouvrant les émonctoires cutanés, on rétablit la balance des sécrétions, l'ordre, l'harmonie dans toutes les fonctions vitales, et aussitôt l'afflux d'urine et le chimérique *relâchement* disparaissent. Telle est la conduite que j'ai toujours tenue pour la guérison de mille diabétiques, tant blancs que hommes de couleur et nègres de Saint-Domingue ou des Etats-Unis, à Philadelphie, à Charlestown, à New-Yorck, etc. Nous osons en conséquence affirmer que la cause du Diabétès est la même chez les peuples de tous les climats, et qu'elle réside tout entière dans l'intempérance. Dans les pays

chauds la surcharge alimentaire ajoute à l'action relâchante de la température ; alors, quoiqu'on fasse usage
de vin généreux, d'excellentes liqueurs, de bon café, etc.,
les digestions sont factices, les résultats sont les
mêmes et exigent le même traitement.

Il ne sera pas hors de propos de placer ici l'évidence
d'une autre grande erreur, qui consiste à prétendre
que le *mal rouge* vient de *Cayenne*, et est importé de
là, dans d'autres pays lointains, comme un objet ma-
tériel, ainsi qu'on l'a prétendu pour la fièvre jaune.
J'ai observé dans cette île que tous les tempéramens
bilioso-sanguins étaient fort sujets à une affection éry-
sipélateuse qui couvrait la moitié du corps avec fièvre,
chaleur, ardeur d'urine, délire, etc., que lorsque la
maladie se terminait par la crise du fluide urineux, ce
qui arrivait fréquemment, il en restait tout l'appareil
diabétique ; que tous les tempéramens humides, pituiteux, en étaient rarement affectés ; que l'usage immodéré des liqueurs fortes chez les individus d'une
constitution sèche et très-irritable était la seule et
principale cause de ces éruptions inflammatoires,
comme dans tous les pays du monde, etc., etc.

En 1784, ayant eu occasion de traiter plusieurs diabétiques au Cap-Français, et ayant découvert plusieurs
fois la cause de cette maladie dans l'abus de boissons
acidulées, surtout chez la plupart des gens arrivant de
France, je fis publier dans les journaux un avis pour
se tenir en garde contre le trop grand usage de cette
boisson, qui appauvrissait les organes de la digestion,
et y préparait les matériaux du Diabétès, en altérant
les sucs gastriques, etc., etc., et dès-lors cette maladie
devint moins commune.

Si les écrivains se copiaient moins servilement et

s'appliquaient à mieux approfondir les diverses opinions, à censurer courageusement les mauvaises, à mieux étudier les sentimens de la nature saine ou malade qui ne trompent jamais quand on sait les méditer et les définir, sciemment, ils ne se laisseraient pas induire en erreur par l'incurie et le faux jugement des gens de l'art, qui ont négligé le scrupuleux examen des urines, de leur qualité, de leur quantité, miroir parlant des diverses affections humaines; phénomène le plus important à considérer et à bien connaître; répertoire le plus précieux de tous les actes de l'animalité(1); car l'étude approfondie de ce fluide peut seule dissiper tous les doutes sur le véritable caractère de toute sorte de maladies, sur leur gravité, leur complication, ou sur leur peu d'importance, rassurer le pronostic et éclairer l'expérience. C'est le livre le plus savant et le plus éloquent de tous; c'est lui qui parle à tous les sens; ses expressions sont celles de la nature, qu'elle jouisse de toutes les prérogatives de la santé, ou qu'elle gémisse sous le fardeau d'une action morbide plus ou moins intense.

Dans le cours de ma pratique d'observation, je me suis aperçu que la science des urines était la plus essentielle de l'art de guérir, et qu'elle n'était pas à dédaigner autant qu'on le fait, qu'elle décelait tous les secrets mystérieux des lésions organiques, de leur cause et de leur complication, par la diversité de leurs nuances, de leur saveur, de leur odeur, de leur quantité et de leur consistance. C'est dans cette explo-

(1) Un ouvrage sur cette matière, tant dans l'état de santé que dans toute sorte de maladie, serait le plus précieux de la science, et servirait, pour ainsi dire, de règle à l'art de guérir.

ration exacte que l'on rencontrerait, dans tous les âges
et dans tous les pays, plus de certitude, plus de vérité dans les opinions médicales, plus de garantie du
bien de l'humanité, et un plus grand nombre de faits
diabétiques. L'on cesserait de publier alors que c'est
une maladie fort rare.

En effet si les urines sont le résultat de l'absorption
lymphatico-intestinale, de la dissolution alimentaire et
de la décomposition des solides, elles doivent nécessairement être imprégnées des particules bonnes ou
mauvaises qui en sont extraites : l'homogénéité de
celles-là s'identifie paisiblement avec les molécules du
sang, en entretient la pureté ; mais s'il se fait une
absorption de matières hétérogènes, revêtues d'un
caractère coagulateur ou dissolvant, ou bien d'un
principe acrimonieux et incendiaire, le trouble circule
partout, et le règne des affections commence ; parmi lesquelles le Diabétès joue souvent un rôle passif, et auquel le praticien fait rarement attention, comme nous
l'ont prouvé bien des circonstances. Les actions vitales
deviennent alors de plus en plus languissantes, leur
rénovation devient douteuse, si toutefois l'on s'obstine
à rester dans l'ignorance de l'artifice avec lequel la
cause s'insinue, s'étend, se loge dans les organes,
attaque leurs fonctions et ébranle tous les fondemens
de la vie. Il importe donc essentiellement au praticien
de connaître cette multitude de vérités sur la nature
des causes et sur leur action directe ou indirecte.

Toujours sévère scrutateur de l'excrétion urineuse,
j'ai vu terminer plusieurs ictères par le Diabétès insipide, ainsi que quelques érysipèles dans lesquels l'u-
rine était tantôt jaune, tantôt rouge et brûlante avec
douleur rénale et vésicale, occasionée par l'usage

inconsidéré des toniques(malheureusement si préconisés depuis long-temps), moyens que l'ignorance
avait crus indispensables dans toutes les circonstances
de ces abondantes excrétions , et fruit amer des rêve-
ries continuelles du *relâchement du tissu rénal*, etc.;
indispensable, dis-je, malgré la vélocité du pouls qui
les excluait impérieusement, etc., etc., comme aujourd'hui les sangsues dans tous les cas pathologiques.
Nous voyons avec douleur que ces deux moyens sont
devenus selle à tous chevaux. Dans ces cas critiques,
je fixais toute mon attention sur les sinistres effets de
ces toniques , et je leur opposais les délayans, les calmans , les rafraîchissans diurétiques , auxquels je
faisais succéder des boissons évacuantes; ce qui suffisait ordinairement pour dissiper l'orage sorti du sein
des toniques, des astringens, si toutefois l'incendie
n'était pas parvenu à son comble.

Oui, les notions pathologiques sont à l'art de guérir
ce que le bon air et les alimens de bonne qualité sont à
la conservation de la santé ; et c'est à la seule lueur de
ce flambeau que se dissipera le tourbillon des conjec-
tures et des sinistres hypothèses qui font des plaies si
profondes à l'humanité. Il n'est pas un vrai médecin
qui ignore que la plupart des maladies prennent leur
origine dans la lésion des premiers organes de la vie
et des propriétés secondaires; que le grand art de la
science consiste à démêler le vrai d'avec le faux , à rétablir l'équilibre et l'harmonie dans le mécanisme
animal, à ramener la sensibilité et la contractilité à
leur ordre naturel , à rectifier les écarts de la nature ,
en la délivrant du joug oppresseur dont l'estomac est
souvent le principal recéleur. Les urines ne sont-elles
pas un extrait fidèle des décompositions animales et

végétales? N'est-ce pas par les lois les plus sages de
l'organisation, que les impuretés errantes dans les
routes de la circulation, doivent diriger leur cours
vers l'issue urinaire qui leur est assignée, et présenter
aux sens l'aspect qui est propre à chaque espèce d'affection et de dissolution? N'est-ce pas au génie de la
science d'en distinguer le caractère, d'en corriger la
prédominence vicieuse, et de rétablir la nature dans
tous ses droits?

Il ne me reste qu'à inviter le lecteur à se tenir en
garde contre les insinuations perfides du régime lit-
téralement copié de l'ouvrage de Rollo, et dont j'ai
donné une notice qui fait dresser les cheveux sur la
tête. Je vais terminer cette discussion en engageant le
public et les gens de l'art à faire de mûres réflexions
sur le traitement *proposé*. Bacon a dit une grande vérité, lorsqu'il a émis la plus belle de ses opinions,
en disant « que le médecin doit borner toutes ses pré-
» tentions scientifiques à être le ministre et le fidèle
» interprète de la nature, par ses facultés intellec-
» tuelles, etc. ». Je laisse à de plus grands génies à décider cette importante question, et à nous donner des
témoignages irrévocables de la dérogation continuelle
à tous les principes de la nature, et à nous prouver
incontestablement qu'il y a dans le monde médical
plus d'esprit que de science; que la raison, la nature
et l'expérience démentent journellement toutes ces
brillantes productions de l'esprit.

PREMIÈRE OBSERVATION. (1781.)

Madame de Chamian, âgée de 41 ans, d'une forte
constitution bilioso-sanguine et d'une obésité remar-

quable, habitante de la ville du Cap-Français (Saint-Domingue), fut atteinte, en 1781, d'une maladie de consomption, qui, sans aucune espèce de souffrance, réduisait chaque jour son embonpoint et sa fraîcheur à un état de dépérissement sensible ; ce qui monta son imagination à un tel point, qu'elle se persuada qu'on lui avait donné un poison lent, qui minait insensiblement les fondemens de sa vie ; se rappelant qu'elle avait éprouvé naguère un mal-être, des nausées, etc.

Le célèbre Barada, médecin du roi et des hôpitaux du Cap, est consulté. Il trouve un changement notable dans son physique ; il l'interroge sur tous les points sans pouvoir deviner la cause de cet étrange changement, et finit par craindre la vérité des pressentimens de la malade. Cependant il lui tranquillise l'esprit, en lui démontrant clairement que nul poison introduit dans l'estomac, ne pouvait agir sans impression quelconque, et qu'on trouvait la preuve de son erreur dans la continuité de son grand appétit et de sa soif continuelle.

Comme je suivais depuis près de trois ans le cours de clinique de ce savant praticien, il m'avait pris en grande affection ; et m'étant rendu digne de sa confiance, il m'invita, au bout de quelques jours, à aller voir cette malade, que je trouvai sortant de son lit, et qui me dit qu'elle avait passé la nuit à uriner ; elle me montra un grand vase plein d'urine très-limpide et jaunâtre, d'odeur forte et nauséabonde. Cette émission dénaturée me frappa d'étonnement, et, comme un trait de lumière, m'engagea à la peser : la balance me donna un poids de neuf livres et un quart. J'interrogeai la malade sur la quantité de boisson qu'elle avait prise la veille ; elle me répondit qu'elle avait encore rempli le même vase dans les journées précédentes , et qu'elle n'avait bu tout au plus que trois ou quatre livres de boissons, y compris quatre ou cinq verres de limonade , que ses selles étaient tantôt réglées, tantôt diarrhétiques , etc.

Je vais aussitôt faire part à M. Barada de mes observations et de mes réflexions sur cette excessive abondance d'urine , qui semblait présenter le phénomène le plus important du Diabétès. Ce médecin prend en grande considération le rapport de cette visite , et il projette d'en faire une le soir. En effet nous nous y rendons , et après l'avoir bien interrogée à son tour , il l'engage à continuer le même régime , à prendre la même quantité de boisson et de nourriture, à peser le tout , et à conserver soigneusement ses urines jusqu'à notre retour. Le lendemain matin , nous trouvons qu'elle a rendu dans la nuit dix livres moins un quart d'urine bourbeuse , chocolacée et mielleuse : elle avait excédé de quatre livres et demie la nourriture et la boisson.

Le docteur ordonne encore , pour vingt-quatre heures , le même régime , la conservation des urines et des matières fécales , dont il me recommande d'aller le lendemain prendre connaissance , et de venir lui en rendre compte. Les déjections alvines, d'une extrême fétidité, me présentent une consistance mollasse, entremêlées de substances albugineuses , grises , jaunes , vertes , muqueuses ; les urines encore très-bourbeuses, et verdâtres; leur poids est de onze livres et demie. Le lendemain même régime , même inspection , même résultat ; ce qui fit juger sa maladie réellement diabétique , détermina le traitement convenable , et porta la tranquillité dans l'esprit de la malade , jusque-là fort alarmée par la persuasion de l'empoisonnement.

M. Barada, versé dans la pratique la plus judicieuse, basée sur les principes immuables de la nature,
exempt de toute impression systématique, et toujours
en garde contre les prestiges séduisans de l'imagination, aborde de suite cette importante question, et
en tranche toutes les difficultés. Il rapporte tous les
effets de cette affection morbide à la dépravation des
sucs gastriques, par l'usage immodéré de nourriture
animale, laiteuse, du chocolat, de boissons rafraîchissantes, acides et débilitantes ; au défaut d'exercice et de transpiration ; à la concentration d'humeurs,
surtout de celle de la peau, devenue sèche comme du
parchemin ; à l'accablement des viscères abdominaux,
surchargés de sucs mal élaborés et délétères, tombés
dans l'affaissement et dans l'inertie ; à l'absorption
d'un chyle corrupteur, portant en soi un agent de
dissolution de tous les corps gras, et propre à bâtir
l'édifice diabétique et mortel.

Madame de Chamian, qui pesait deux cent soixante-
seize livres avant sa maladie, dont l'amaigrissement
la fit apercevoir, ne pesait plus, au bout de huit à dix
mois, que deux cents livres, à l'époque de notre vingt-
cinquième jour de traitement, et elle nous assura que,
depuis l'invasion tacite de sa maladie, elle devait
avoir rendu au moins de vingt à vingt-cinq livres d'u-
rines par jour. Elle avait donc perdu soixante-seize
livres de graisse pendant cet intervalle ; et cette fonte
était, naturellement pensant, la source du débordement urineux, comme la fonte des neiges celui des ri-
vières.

Le recommandable praticien, saisissant avec sagesse et sa perspicacité ordinaire toutes les nuances

de cette maladie, ses effets et leur cause, prescrivit
d'abord des boissons calmantes et rafraîchissantes,
pendant deux jours (il se garda bien de mettre en
pratique les conseils de Rollo), et un lavement de
casse soir et matin ; le troisième, un vomitif, effets
prodigieux ; déjections mucoso-bilieuses de toute couleur, mais la verte était la plus dominante, d'odeur
acide très-prononcée ; quatre selles fétides, entremêlées de bile jaune, verte, brune foncée ; le soir un lavement. Le quatrième, même tisane et lavement. Le
cinquième, trois grands verres de tisane purgative, à
une heure d'intervalle ; évacuations d'abondantes matières extrêmement fétides, glaires bilieuses de toute
couleur ; mêmes effets du lavement du soir. Le sixième
et le septième, la répétition de la première tisane ; et,
le huitième, du même minoratif : même résultat. Le neuvième, urines très-chargées, d'un sédiment bourbeux
et verdâtre, moins copieuses. Le dixième, onzième et
douzième, plus troubles, plus épaisses, de couleur de
brique, moins abondantes et moins douceâtres. Le treizième, même purgatif, lavement le soir, évacuations de
même nature et non moins satisfaisantes, surtout par
l'expulsion d'un corps muqueux de la grandeur de
deux mains, et de deux lignes d'épaisseur, qui avait l'air
de la duplicature du ventricule : ce qui fit dire à l'illustre praticien que ce corps était l'ouvrage de la prédominance viscoso-acide qui avait formé l'appareil diabétique, et peut-être au détriment de la membrane
muqueuse de ce viscère et du suc gastrique ; que cet
organe était devenu le laboratoire du développement
du principe alcaligène, la chaudière diabétique surchargée de ces molécules, qui, disséminées dans toutes
les cellules spongieuses, y opéraient la dissolution de

là graisse , dont le résultat était la formation de la
matière mielleuse qui dominait dans l'urine. Grand
nombre d'observations et d'expériences subséquentes
m'ont prouvé la vérité de cette opinion.

Après l'issue de ces causes exaltées et désorganisatrices, la malade se trouve extrêmement soulagée. Son
pouls , qui battait 86 , 88 , 90 fois par minute , se réduit tout à coup à 72 ; et, vingt-quatre heures après ,
il rentre presque dans son état naturel, et perd son caractère de véhémence et de dureté , auquel succède
promptement celui du rétablissement de l'ordre et de
la santé. Les urines s'éclaircissent peu à peu , perdent
leur odeur douceâtre, et deviennent moins copieuses.

Au troisième purgatif succèdent de légers toniques ,
pour relever les forces des organes digestifs, et des su-
dorifiques, pour détourner l'affluence d'humeurs vers
les régions rénales , et rétablir l'harmonie respective
des sécrétions ; et le régime analeptique et incrassant,
qui consistait en une bonne tasse de café au lait , moitié de l'un et moitié de l'autre , tous les matins ; à
midi, potage au bouillon de viande succulente avec
celleri (persil de Macédoine), cerfeuil, chicorée amère,
carottes , etc. , poisson de mer, peu de viande , vin
vieux de Bordeaux , et pardessus tout une tasse de
café (1); le soir, souper léger, jeune volaille, poisson,

(1) Quoique l'opinion systématique se soit étendue jusque sur
cette semence, et ait beaucoup déclamé contre elle, son usage
bienfaisant n'en a pas moins fait des progrès rapides sans qu'on
se soit aperçu de ses prétendus ravages sur les nerfs : l'expérience
dément cette prévention chimérique. Je connais grand nombre de
personnes de frêle constitution , sèche, bilieuse, sanguine, et par
conséquent très-irritables, qui depuis quarante ans en prennent
tous les jours sans la plus légère incommodité, ainsi que des octo-

salade de chicorée amère, cerfeuil, à laquelle succéda,
au bout de huit jours, celle de cresson d'eau, dont les
effets sont merveilleux dans pareils cas, comme tonique, diurétique, diaphorétique, et neutralisant efficacement les acides qui pourraient encore se trouver
cantonnés dans quelques parties du corps; beaucoup
d'exercice, pour rappeler au système cutané ses fonctions excrétoires.

Je dois faire observer que, quelques jours après le
troisième purgatif, la sécrétion de la peau commença
à se rétablir et que la détente fut si générale que la
malade sua au point de changer deux ou trois fois de
chemise, pendant la nuit. Cette crise n'était donc due
qu'à la désertion de la cause matérielle très-intense, au
rétablissement de l'ordre dans la circulation, et à la
restitution de la liberté entière aux organes de la digestion. La guérison fut complète le vingt-huitième
jour du traitement. Ce régime ramena bientôt ses

génaires qui prétendent lui devoir leur belle et longue vieillesse.
Du reste, le café est un exccellent tonique qui réveille l'énergie
de l'estomac, hâte la digestion, corrige les sucs mal élaborés, neu-
tralise les acides, prévient et dissipe la migraine, parce qu'elle
vient toujours du mauvais état de ce viscère. L'expérience et l'observation m'ont encore appris qu'à ces bonnes qualités il en réunissait d'autres non moins importantes, qui sont celles de favoriser
les excrétions catarrhale, urinaire et cutanée. Je puis affirmer l'a-
voir employé avec succès, comme diurétique, dans une hydropisie
désespérée, dans l'anasarque, la paralysie, le catarrhe pulmonaire, etc. Dans l'enfance, le café empêche la formation du
nid vermineux, titille les organes paresseux, provoque, chez
tous les individus, le cours des urines, de l'humeur cutanée,
divise les crachats visqueux et en facilite l'expectoration, égaie
l'esprit et le rend fécond, etc. J'ai vu plusieurs individus prendre
deux, trois tasses de café par jour sans en éprouver la moindre
incommodité.

forces, son embonpoint, et elle jouit désormais de la plus brillante santé.

IIᵉ OBSERVATION. (1782.)

M. Palisan, négociant au Cap-Français, âgé de trente-huit ans, d'une constitution flegmatique, languis-sait, depuis environ un an, dans un état de fièvre étique, sous les symptômes d'un ancien dégoût pour tout ali-ment gras, de digestion pénible, sujet à des nausées fades, tantôt nidoreuses, aigres, d'un goût d'œuf pourri, tantôt du goût de manne fondue, et plus souvent celui de mauvais miel ou de mélasse (sucre brut de cannes de consistance molle et de couleur d'un brun roussâtre, dénomination que tous les raffineurs des îles ont don-née à ce résidu): tous ces symptômes se manifestaient à jeun. Après les repas, des vapeurs gastriques aigres et brûlantes, des palpitations de cœur, des douleurs hypocondriaques passagères, qu'on ne pouvait attri-buer qu'à des vents; des sentimens douloureux dans les régions rénale et vésicale, migraines périodiques, émission fréquente d'urine excédant de beaucoup la quantité d'alimens et de boissons, de couleur tantôt limpide, inodore, sans saveur sensible; tantôt, et parti-culièrement le matin, d'odeur de marc de raisin ou de bière, de couleur verdâtre, limoneuse; parfois d'un gris brunâtre de consistance de bouillie, déposant des matières épaisses, alternativement, de diverses couleur; le système cutané aride, difficulté transpiratoire, en-gourdissement musculaire, oppression et sécheresse de poitrine, petite toux sèche et quinteuse, obscurcis-sement passager de la vue, parfois dureté d'oreille, amaigrissement considérable, malgré un appétit bien soutenu; abandon de forces, pouls petit, concentré, vite, battant 96, 97 et 98 fois par minute. Tel était l'état du malade, en y ajoutant une extrême inquiétude, lorsque j'ai été appelé auprès de lui.

Après avoir recueilli tous ces signes diagnostiques et réfléchi sur l'importance de leur complication, je crus reconnaître le caractère du Diabétès. J'engage les parens à conserver soigneusement les urines du malade, et je lui prescris de la tisane appropriée à la circonstance, en leur faisant sentir la nécessité pressante de me réunir au médecin Barada, pour fixer mon opinion et abréger la guérison du malade. On souscrit volontiers à mon acte de prudence. Le lendemain, réunis chez le malade, et, après un long examen, le médecin du roi confirme mon jugement. Nous pesons l'urine de la nuit, dont le poids s'élève à dix-neuf livres et demie, excédant de treize livres celui de la boisson et de la nourriture de la veille, de couleur limpide, citronée, et renfermant dans son sein deux gros nuages filamenteux de même couleur, de saveur mielleuse, forte. Il conseille la continuation de la tisane et le même soin pour la conservation de l'urine, dont le poids est le second jour de vingt livres et demie, d'un trouble verdâtre; le troisième, de vingt-deux; le quatrième, de vingt-trois un quart.

Le cinquième jour, il est émétisé; effets merveilleux; vomissement de bile verte, jaune, brune, noire; glaires épaisses et de même couleur dans deux selles copieuses; le soir, lavement stimulant, évacuation très-fétide.

Le sixième, trois grands verres de tisane purgative, à une heure d'intervalle; huit selles glairo-bilieuses infectes, de toute couleur, mais la porracée noirâtre dominait.

Le septième et huitième, la première tisane de chiendent avec la chicorée amère, le pissenlit et une pincée de citronelle ; lavement de casse, le soir.

Le neuvième, répétition du lavage purgatif et du lavement ; effets prodigieux ; déjections alvines comme de la. marmelade de coin très-foncée, d'odeur aigre et infecte.

Le dixième , urines plus troubles, d'odeur plus forte , plus copieuses , du poids de vingt-sept livres, dont le dépôt est, au bout de soixante heures , de quatre livres moins un quart.

Le onzième , urine , quatorze livres , moins chargée, moins nauséabonde ; sédiment , une livre et demie ; changement favorable dans toute l'habitude du corps. La paix renaît dans tous les organes ; le rétablissement de l'harmonie se prononce et ramène l'espérance dans le cœur du malade, dont le visage reprend un peu de physionomie, de couleur vermeille ; tous les symptômes se dégagent de leur intensité ; le pouls s'améliore sensiblement ; le sommeil, qui s'était exilé depuis longtemps de sa tête, revient lui prodiguer ses douceurs.

Le douzième , l'urine rentre presque dans son état naturel ; le pouls élevé à 98 battemens par minute , descend tout-à-coup à 75 et devient moins misérable ; l'appétence anéantie par l'absence de la méthode zététique (méthode qui résout ce grand problème des causes motrices de tant d'effets funestes), se réveille ainsi que le sentiment des forces. Continuation de la tisane pendant autres quatre jours, auxquels succède celui d'un grand verre de purgatif tonique, qui ne produit pas un moindre effet que les précédens, ainsi que le lavement du soir ; mais ce qu'il y a de particulier, c'est que celui-ci entraîne, à travers des douleurs in-

testinales , une concrétion bilieuse de la forme et de la
grosseur d'un œuf d'oie (1). Aussitôt tout a paru
rentrer dans l'ordre naturel ; et nous avons borné le
reste du traitement à l'usage des diaphorétiques , du
cresson , etc. , qui ont parfaitement rempli les vues de
la nature , les nôtres, et l'indication de la nécessité de
stimuler l'action du système poreux et de dégager entièrement , par cette voie , l'économie animale du reste
d'impression diabétique.

Tout nous paraissant en parfait équilibre , nous aban-
donnons le malade à la simple observance du régime
prescrit pour la quinzaine , au bout de laquelle je re-
vins chez lui pour reconnaître son état , que je trouvai
très-amélioré , mais avec un pouls hors des bornes naturelles , tantôt développé, moelleux, régulier, tantôt
petit , sec, concentré , surtout le soir. Le malade se
plaint de chaleur , de douleur sourde dans la région abdominale et particulièrement dans l'hypocondre droit,
d'ardeur d'urine, sans augmentation de volume , déposant une matière briquetée, de constipation, d'épreintes,
de coliques venteuses , d'insomnie , de migraines, bon
appétit, digestion pénible , etc. (ces deux effets dé-
vaient nécessairement tenir à l'action délétère d'un
reste de gastricité diabétique). Le malade me dit qu'il
avait repris l'usage de sa première tisane. Je vais faire
le rapport de mes observations au médecin Barada,
mon patron de clinique , qui de suite s'y transporte
avec moi , et après un mûr examen aprouve mon opinion sur l'existence d'un reliquat de cause matérielle
diabétique qui entretient les effets morbides. Il or-

(1) L'analyse des urines et de cette masse a produit une matière
mielleuse tirant sur le rance, etc.

donne deux lavemens de casse, pour la journée ; la répétition du purgatif, pour le lendemain ; m'invite à en
observer scrupuleusement les effets, et à venir lui en
rendre compte.

Le lendemain soir, je vais lui apprendre que la pur-
gation et le lavement ont fait merveille ; qu'il a
poussé huit selles de matières tenaces, poisseuses,
vertes et jaunes très-fétides. « Voilà, me répondit-il,
» les restes effroyables de la cause croupissante et per-
» turbatrice qui entravait l'entier recouvrement de sa
» santé ; vous pouvez assurer le malade qu'il n'a besoin
» que de se ménager et d'observer rigoureusement le
» régime de madame de Chamian. » En effet, son parfait rétablissement n'éprouva plus d'obstacle ; et, dans
l'espace d'un mois, il se vit en pleine santé. Dans cette
conjoncture périlleuse les sangsues et la gomme n'auraient pas brillé.

IIIᵉ OBSERVATION (1783.)

M. Savaniset, âgé de trente-deux ans, de constitution bilieuse et sanguine, employé dans les bureaux
de l'amirauté du Cap-Français, traînait, depuis quinze
mois, une existence pénible, dont il attribuait la cause
à son extrême occupation. Un médecin, à la pâleur de
son visage et à son amaigrissement considérable, le
confirma dans son idée ; et, après un long usage de
remèdes sans aucun fruit, lui ordonna le changement
d'air. Il vint en conséquence sur l'habitation de madame Chamon de Chessimon, située au pied de la
montagne, lieu qui réunissait tous les agrémens de la
vie champêtre et ceux de la société.

Le lendemain, jour de ma tournée médicale, M. Savaniset fut le premier malade que me présenta cette dame. Son aspect pâle et blême, sa maigreur, ses yeux caves, sa voix éteinte me frappèrent d'abord et me donnèrent une très-mauvaise idée de son état. Aussitôt je consulte son pouls dont le misérable rhythme ne me laisse entrevoir qu'une très-faible lueur d'espérance ; j'en compte les pulsations, dont le nombre s'élève à 97 et 98 par minute. Cette observation faite, je l'interroge sur le début de sa maladie, sur les premiers symptômes, sur leur variation, leur complication, leurs progrès, sur les fonctions animales, et notamment sur les urines. Il me répond que la maladie a commencé à se manifester par un grand dégoût pour tous les alimens gras, de fréquentes migraines (1), par le larmoiement des yeux, des courbatures dans tous les membres, des nausées brûlantes, des coliques venteuses, etc. , etc. , et que son médecin faisait dépendre ces diverses affections de la grande et longue contension de son esprit et du défaut d'exercice ; qu'il lui avait fait prendre beaucoup de limonade, dont il ne s'était aperçu du mauvais effet que par des rapports aigres et cuisans, un mois après son usage ; que la migraine et les nausées avaient en partie disparu à la suite d'une horrible diarrhée, pendant dix à douze jours, et au premier débordement d'urine, qui eut lieu quelque temps après ; que, depuis lors, cette excrétion était devenue de plus en plus abondante, et avait varié, suivant les circonstances diététiques ; qu'au commen-

(1) Il est constamment démontré par l'observation et l'expérience de tous les jours, que de cent migraines, il y en a quatre-vingt-dix-neuf qui viennent du mauvais état des premières voies.

cement elles étaient claires, limpides et savonneuses après les. repas, et, pendant ses occupations, bourbeuses et crayeuses, le matin surtout, avec émission douloureuse ; qu'il était fort sujet à des borborigmes cuisans qu'il apaisait avec des carminatifs calmans ; que tantôt il avait une faim canine, tantôt un grand dégoût ; qu'il sentait, depuis long-temps, une grande faiblesse dans tous les organes ; que souvent il éprouvait une soif ardente, une somnolence invincible, etc.

L'ensemble de tous ces symptômes fixe incontinent mon opinion, et je lui déclare que sa maladie n'est autre chose que le Diabétès, ce Protée milliforme, dont la cause réside exclusivement dans les organes de la digestion, que son excessive application a frappés d'inertie, et que celle-ci a donné lieu à une mauvaise élaboration des substances alimentaires, à une accumulation de sucs putrides, à une absorption vicieuse qui a répandu dans toute l'économie vivante et saine, la confusion, le désordre et la désolation ; que le long usage des boissons acidulées n'a pas peu contribué au délabrement de son estomac et à la génération de la cause du Diabétès.

M. Savaniset goûte si fort mon raisonnement, qu'il ajoute que cette vérité est constatée par les premières impressions aiguës qu'il a ressenties dans la région épigastrique, que l'anorexie (défaut d'appétit) a toujours été suivie d'un grand poids dans l'estomac, d'un sentiment de crudité et d'éternelles défaillances, quatre ou cinq heures après le repas. Qu'il était convaincu que cet organe était chez lui le plus faible de tous, que les alimens gras lui donnaient des indigestions, etc. Je l'engage à garder avec soin ses urines, pour en reconnaître le lendemain la quantité, la qualité, la consistance, la couleur, la saveur, et m'assurer par là, du caractère qui leur est propre. Je prescris un régime sévère et une tisane convenable.

Je me rends le lendemain soir, et ma première attention est de peser l'urine, qui me donne un poids de 19 livres et neuf onces d'un sédiment onctueux et grisâtre, d'odeur et de saveur d'oseille pourrie, qui évaporé et desséché au soleil pendant 48 heures et jeté sur les charbons ardens, petille, brûle, et donne une flamme bleuâtre. Je fais continuer encore pendant trois jours la même boisson, le même régime, et je recommande de peser soigneusement toutes les vingt-quatre heures, l'urine, et d'en observer les diverses particularités jour par jour jusqu'à mon retour. Le soir du troisième jour de mon absence, on me présente le résultat de l'expérience quotidienne; le premier, vingt livres d'urine d'odeur aigre, nauséabonde, de couleur orangée, une livre d'hypostase (dépôt) de même couleur; le deuxième, vingt-une livres d'urine plus trouble et plus foncée en couleur rougeâtre; dépôt briqueté et graisseux, dix-huit onces, qui évaporé et desséché, brûle comme de la cire terreuse. Les symptômes sont les mêmes.

Le lendemain cinquième, il est émétisé; quatre ou cinq vomissemens expulsent une grande quantité de bile et de mucosités de toute couleur, d'odeur de beurre fort et aigrelet. Dans l'après midi, trois selles glairo-bilieuses, extrêmement fétides, et une autre pareille par le lavement du soir.

Le sixième, tisane et lavemens, mêmes effets de ceux-ci.

Le septième, trois verres de tisane purgative, à une

heure d'intervalle : huit selles copieuses de bile poracée et noire, glaireuses et infectes. Un mélange de
ces matières excrémenteuses avec parties égales de
chaux a produit une grande effervescence qui a duré
dix-sept minutes, et dont le résidu a été une matière
cristallisée, opaque, de couleur trouble safranée.

Le huitième et le neuvième, même boisson et lavement.

Le dixième, répétition du purgatif, huit évacuations
de même nature; même expérience de parties égales
de chaux et de fécalités, effervescence moins tumultueuse, cristallisation du résidu plus mollasse et moins
jaune.

Le onzième, douzième, treizième et quatorzième ,
même tisane rougie avec le vin de Bordeaux; régime
végétal , bouillon succulent et léger avec le suc de cerfeuil, etc., peu de viande. Le pouls se développe, devient
plus ample , plus moelleux , ses battemens sont moins
extravagans, plus mesurés, et semblent se rapprocher
de l'état naturel ; mais ils sont encore à 75 par minute;
la fibre semble perdre de sa rigidité et permettre à la
peau de s'assouplir et de reprendre ses fonctions
excrétoires; puisque le toucher y découvre un peu
d'humidité , qui a remplacé une extrême aridité. Le
visage se ranime , sa couleur blafarde cède la place à
la vermeille, les yeux sont moins ternes, la langue se
délie , la tête se dégage, la poitrine est plus libre ,
moins oppressée, le ventre plus souple , l'urine moins
trouble et moins abondante; chacun de ces quatre
jours elle se distingue par une nuance différente ; le
premier , elle est verte, le second bleuâtre, le troisième jaune , le quatrième citrine, quoique l'usage
de la boisson soit le même pendant ces quatre jours.

Les symptômes s'affaiblissent de plus en plus, l'appétit et les forces se réveillent, les urines et leur sédiment s'améliorent sensiblement, et deviennent chaque jour plus louables.

Mais à travers cet amendement, j'aperçois la nature encore inquiète, embarrassée dans ses diverses fonctions, et importunée par quelques restes de méchans obstacles; n'importe, je la livre à elle-même, pendant quelques jours dans le dessein d'examiner attentivement ses ressources et ses moyens de défense. Je me borne à faire continuer au malade ses boissons et son régime et à y ajouter ce que m'inspire de plus convenable le reste morbifique; et par ce moyen je me renferme dans la médecine d'observation. Mais je me flatte en vain (comme on le fait ordinairement) qu'elle pourra se suffire à elle-même pour achever de rompre ses chaînes. Sept à huit jours s'écoulent sans pouvoir subvenir à ses besoins et achever de vaincre son ennemi, qui la tourmente encore et la menace. Elle gémit de mon acte d'abandon, et la nouvelle rigueur des symptômes m'en donne la conviction. Le pouls, de la plus belle espérance et près de rentrer dans l'ordre naturel, s'en est éloigné, et, dans son état fugitif, appelle un prompt secours, ainsi que tous les autres symptômes mal éteints et exaspérés de nouveau. Il n'y a plus à balancer, le temps presse; j'entends la nature qui appelle à grands cris de nouveaux secours, d'autres moyens efficaces pour l'entière expulsion de son cruel ennemi, de ce reste de cause matérielle qui le désole. Dès ce moment, je n'hésite point à répéter le purgatif, qui a déjà fait merveilles; il entraîne encore des matières fécales horribles, par huit selles et le lavement du soir, qui sont mises à l'épreuve du mé-

lange de chaux ; plus d'effervescence ni de cristallisation. Urines d'un trouble jaune , sans odeur dés-
agréable, sueurs abondantes dans la nuit. Le lendemain
comme par enchantement, le pouls est rentré dans
l'ordre naturel. Le malade annonce, dans les transports
de sa joie, qu'il est guéri; qu'après avoir sué abondamment, et changé trois fois de chemise dans la nuit,
il a dormi comme un bienheureux pendant six heures
du plus profond sommeil, au sein des plaisirs les plus
bruyans, qu'il a dansé toute la nuit avec les plus belles
personnes du monde; que ce rêve agréable est l'effet
du recouvrement complet de ses facultés physiques et
morales; qu'il se sent plus de force et de courage,
qu'il n'a eu depuis deux ans; qu'il est guéri et prêt à
partir pour la ville du Cap. Voyage qu'il exécuta
quinze jours après, où il a joui de la plus parfaite
santé.

Dans ce cas pathologique , n'avons-nous pas acquis
la certitude physique que la destruction totale de l'a-
gent croupissant et perturbateur par les évacuations
intestinales , a favorisé la détente de tous les organes ,
rendu à la masse générale des fluides une circulation
libre et aisée ; et dès-lors a provoqué la crise par la
peau , suscitée par la disparition de la cause irritante ,
crise nécessaire au dégagement des particules hétérogènes qui infectaient ces liquides, et au rétablissement de
leur harmonieux équilibre, qui, en ravivant l'organisation , a ramené les facultés vitales à leur essence primitive , et ce sentiment naturel s'est clairement manifesté
dans la jouissance des plaisirs chimériques , enfantés
dans le charme d'un sommeil calme et paisible.

IVᵉ OBSERVATION. (1784.)

Mademoiselle Rigalin, âgée de vingt ans, d'une taille élégante, d'une rare beauté jusqu'à l'âge de seize, de constitution bilieuse et sanguine, habitante de la ville du Fort-Dauphin, département du Cap-Français, arrive à son troisième lustre (15 ans) sans autre infirmité que des langueurs plus ou moins douloureuses d'estomac, et sans aucun signe de nubilité. Mais alors, un mal-être général s'empare d'elle et lui fait éprouver des douleurs vagues dans toutes les parties du corps; celles de la région épigastrique sont plus constantes, plus poignantes et lui paraissent être la source de toutes les autres, « Puisque, dit-elle fort judicieuse- » ment, la première affection douloureuse est partie » de ce centre, ainsi que la série des rapports aigres » qui me brûlent le gosier et me dessèchent la bouche.» Elle s'est toujours plainte de son amertume et de l'intensité de ses migraines, etc., etc.

Tout le monde s'accorde à rapporter tous ces accidens au défaut d'éruption menstruelle. On emploie en conséquence, pendant plusieurs années, mille moyens pour remplir cette indication imaginaire (ce qui arrive malheureusement trop souvent); aussi la maladie élude-t-elle toute sorte de traitement emménagogue, fait des progrès et redouble d'intensité. L'affection chimérique de l'utérus captive toute l'attention de l'art, et rien ne peut le dissuader de penser que la cause de tant de maux ne réside tout entière dans cet organe, c'est-à-dire dans l'immenstruation.

L'état d'émaciation et de dépérissement de cette jeune et intéressante personne, pendant cinq ans,

afflige ses parens, et les détermine à une convocation
de médecins les plus distingués. Rendus auprès de la
malade, au nombre de quatre étrangers, les médecins
ordinaires nous font l'histoire de la maladie, de toutes
ses circonstances , du traitement employé et de ses
effets.

La prévention l'emporte, et sans autre considération , la décision du conseil est pour l'affirmative du
premier jugement sur la cause tyrannique de cette
maladie , sans passer rigoureusement en revue la série
d'autres causes qui pouvaient donner lieu à de pareils
effets (1), Pendant la délibération, l'idée de plusieurs

(1) Je trouve très-à-propos de placer ici les détails d'une circonstance terrible de la prévention et de la frivolité de certains esprits
médicaux, et surtout de ces présomptueux novices, incapables
de douter de rien. Voici le fait.

La femme Compans, fermière du four banal de Castelnau, canton de Saint-Bauzély, arrondissement de Milhau, département de
l'Aveyron, nourrice, depuis six mois, d'un enfant naturel, sorti
de l'hospice de cette ville gros et gras et parfaitement bien portant;
cette femme, dis-je, se trouvant au four à remplir ses fonctions
de fournière, apprend subitement qu'il vient de se noyer un jeune
homme de Castelmus, en pêchant dans la rivière qui sépare les
deux pieds de montagne de ces deux villages. Comme elle était
originaire de ce dernier, et ayant un de ses neveux passionné
pour la pêche, elle craint que le sort l'ait frappé, et éprouve aus
sitôt une si forte révolution morale, qu'elle tombe sans connaissance. Des soins empressés la retirent bientôt de cet état déplorable.
De nouvelles informations apprennent que c'est un jeune étranger
que l'imprudence a entraîné dans un gouffre d'eau, où il a péri
sans secours.

Mais la commotion morale a déjà fait ses impressions et ses ravages sur l'harmonie physique, jusque-là merveilleuse, de la
femme Compans. Le lait a disparu de son sein; et , dans l'instant
de cette déviation laiteuse, elle a senti un tremblement universel;
sa vue s'est obscurcie, la tête s'est prise, et la lipothymie (défail-

diabétiques de la ville du Cap se présente à mon esprit; et plus j'y réfléchis plus je trouve de similitude
entre cette maladie, celle de madame de Chamiän et

lance) s'est emparée d'elle, etc. Peu d'heures après, les larmes du
nourrisson appellent le mamelon de sa nourrice, celle-ci le lui
présente, mais en vain, la substance alimentaire de cet enfant a
disparu. Il ne reste plus de cette source féconde qu'une peau
vide, et abattue sur le sternum. Cependant, à force d'acharnement,
l'enfant extrait de cet organe les restes d'un lait empoisonné. Dans
la nuit, le poison passe des premières voies dans les secondes; et,
le lendemain, il se trouve couvert d'une éruption purpurine sur
toute l'habitude du corps, et plus particulièrement sur l'abdomen et aux parties génitales. Les taches de celles-ci, extrêmement
irritées par le contact des urines pestiférées, s'agrandissent considérablement, et, par la continuité de ce fluide corrosif et du peu
d'attention à le changer souvent de langes, ces taches dégénèrent
en ulcères rongeans. A la longue, et par la force de la succion
d'un enfant étranger et robuste, le lait est rappelé au sein; mais
non pas sans y imprimer quelqu'une de ses qualités malignes. Des
gerçures brûlantes s'y manifestent après un violent prurit. La
glande axillaire droite est déjà engorgée et tuméfiée du lait rétrograde; le système cutané est parsemé de taches pourprées, livides,
de petits furoncles; le gosier, les amygdales, etc., se ressentent du
bouleversement des organes de la digestion; où, physiquement
parlant, la sensibilité et la commotion morale frappent les plus
rudes coups, d'où émanent leurs vapeurs corrosives, qui ébran-
lent tous les systèmes et causent la plupart des maux de l'œsophage et de l'arrière-bouche, dont la femme Compäns s'est
plainte.

Les parties de la génération avaient participé à tant de désordres; elle sentait un feu brûlant dans le vagin. L'œil expéri-
menté y a découvert seulement une phlogose interne sans la plus
légère excoriation. La raison physico-médicale nous a démontré
que cette affection douloureuse était occasionée seulement par le
passage de l'urine acre et brûlante. Dans cet état légèrement
amendé, le coït a lieu. Peu de temps après, le mari ressent une
vive démangeaison à la partie extérieure et inférieure du membre
viril; il la gratte vivement: l'irritation augmente: il s'y fait une

7

de plusieurs autres. Je la manifeste à l'assemblée médicale, qui la prend en grande considération et demande à la malade compte de l'émission journalière

excoriation de la grandeur d'une pièce de trente sols; le prurit continue, la plaie s'agrandit, et on l'envenime par l'usage de l'onguent de la mère, que l'augmentation des douleurs fait abandonner.

Cette nourrice, dans le dessein de rappeler promptement le lait au sein, se fait téter par un autre enfant naturel que nourrissait la femme Lacroix, sa voisine. Aussitôt le même poison laiteux se communique à l'estomac de cette innocente créature qui, peu de temps après, éprouve des coliques, de vives tranchées, et, le surlendemain, se trouve couverte d'une semblable éruption; elle montre enfin le spectacle d'effets aussi fâcheux que ceux du nourrisson de la Compans. La nourrice de cet enfant d'emprunt se trouve avoir bientôt des gerçures aux deux mamelons, à la suite d'un grand prurit. Quelque temps après, on conclut inconséquemment que le nourrisson de la Compans lui a donné du vice vénérien. Sur cette idée absurde et hasardée, les esprits se montent, on sonne le tocsin, la vérole est signalée.

La femme Héral, accouchée, il y a dix mois, d'un enfant qui meurt au bout de cinq, est affectée depuis sa mort d'une leucorrhée (perte blanche) très-abondante et opiniâtre (la saine raison découvre facilement, dans ce cas morbide, la déviation laiteuse). Le sein gorgé de lait et lui causant des douleurs, la détermine à envoyer prendre un enfant à l'hôpital de Milhau; enfant qui se trouve doué de toutes les qualités qui constituent une bonne santé. Mais il ne tarde point à annoncer, par ses larmes continuelles, les souffrances qu'il éprouve dans toute la région abdominale, accompagnées de flatuosités, de nausées, de vomissemens de lait caillé tout vert, de fécalités et urines de même couleur, respiration haletante, insomnie, etc., triste résultat du mauvais lait de cette nourrice, qui bientôt fait explosion sur toute la surface du corps de ce petit être, la couvre de taches pétéchiales et de bubes (petites élevures sur la peau) à base dure et enflammée. Mais le plus grand désordre se fait remarquer sur toutes les parties, en point de contact continuel avec l'âcreté urineuse; ce qui ajoute de plus fort à la persuasion que tous ces enfans étaient indes urines, depuis le commencement de la maladie. Mademoiselle Rigalin rapporte aussitôt que le principe de son mal date de la sensation d'une douleur sourde.

fectés du vice vénérien qu'ils ont communiqué à leurs nourrices.

Plusieurs autres nourrices, par cette insensée prévention, ayant leurs enfans malades, se croient en droit de se plaindre de cette prétendue propagation, sans avoir eu la moindre communication avec les autres, tant l'imagination de tous les habitans de ce village était exaltée et frappée par la confirmation manifeste de quatre jeunes praticiens peu initiés encore dans les secrets mystérieux de l'aitiologie, c'est-à-dire des causes des maladies, qui sont pour eux comme pour d'autres, du grec impénétrable; et ce qui le prouve, c'est qu'ils s'en sont laissé imposer par des symptômes tout-à-fait étrangers à l'infection siphilitique, et, par une fausse interprétation, ils ont signalé, par la seule impulsion des habitans de ce village, un vice radical dénué de toute vraisemblance.

Le 15 mai 1824, je fus invité à me rendre à Castelnau, pour y voir ces pestiférés de mal vénérien (ce sont les propres expressions de la lettre). Cette triste prévention précédait mes pas et remplissait mon esprit. Arrivé dans la famille Compans, la femme nourrice, prétendue infectée, me fait l'histoire fidèle que je viens de rapporter, de la cause de tous ses maux et de la mort de son nourrisson, que je déclare, après toutes interrogations et son histoire finie, être mort victime de sa révolution laiteuse.

Son mari aussitôt me montre l'excoriation de la surface extérieure et inférieure de la verge, que je trouve large, superficielle et enflammée par l'application inconsidérée de l'onguent de la mère dont j'ai parlé, ainsi que de la cause de cette espèce de phlogose, sans nulle apparence d'ulcération. Cependant les pauvres gens de l'art, influencés par l'opinion publique, l'avaient déjà revêtue, suivant ce que me dit ce malade, du caractère de chancre vénérien, et lui avaient inspiré les plus grandes craintes sur ses progrès. Déjà le traitement mercuriel était commencé; mais fort heureusement depuis la veille seulement. Toute cette famille extrêmement attristée de l'assurance de l'infection que lui avaient donnée les quatre jeunes Esculapes, ouvre les yeux à la clarté de mon raisonnement sur l'analyse de la première cause de cette maladie et de ses résultats, et y trouve l'évidence incontes-

. dans les régions rénale et vésicale , pendant plusieurs
jours ; que vers le septième de cet état de souffrances
elle remplit un vase d'urine fétide , épaisse et de cou-

table de la vérité de la cause motrice de tant de maux. Aussitôt,
elle se rassure, abjure l'idée absurde de cette chimère vénérienne,
dédaigne un traitement qui pouvait lui devenir funeste ; et, dans
peu de jours, les deux époux , par le simple secours de boissons
délayantes , rafraîchissantes , diurétiques, et de bains domestiques,
ont été guéris parfaitement ; et la quinzaine a suffi pour les rendre
à la santé. Mais la femme a été obligée de continuer les anti-lai-
teux pendant un mois de plus , ce qui a achevé de consolider sa
santé.

Compans m'accompagne chez la femme Lacroix , dont le nourrisson très-robuste a aidé à rappeler , quoique faiblement, le lait
au sein de sa femme. Elle me raconte qu'au bout de quelques jours,
son enfant a eu la bouche si brûlante qu'il n'a pu la téter. Elle
s'est vue forcée de presser fortement le bout de son sein pour exprimer du lait dans la bouche de l'enfant, dans l'intention de la
rafraîchir et de le nourrir ; qu'au bout de sept à huit jours , elle
avait senti une vive chaleur à chaque mamelon avec une forte démangeaison qui l'avait forcée à se gratter continuellement, d'où
avait résulté bientôt de l'irritation et de profondes gerçures ; ce qui
n'avait pas peu contribué à propager l'idée du vice siphilitique,
d'accord avec l'éruption pourprée de son nourrisson. Mais l'irritation et les crevasses des mamelons n'avaient absolument rien de
commun avec l'éruption de l'enfant ; car il paraît démontré que la
forte et successive pression de cette nourrice sur le bout de son
sein pour en extraire du lait, est seule coupable de cet accident
morbifique, en irritant ces parties déjà disposées à cet état par la
salive brûlante de son enfant. Du reste , l'exploration du sein,
exempt de toute espèce d'engorgement depuis la naissance de ces
gerçures , m'a convaincu de cette vérité. L'enfant, couvert d'une
forte éruption avec fièvre, a fini par devenir étique, et la mort
a suivi de près , tant le poison laiteux avait fait de ravage.

Quant à la femme Héral , qui accuse aussi son nourrisson de
l'hôpital de l'avoir infectée du vice vénérien qui remplit toutes les
imaginations du village ; nous devons dire avec connaissance de
cause et à la justification de celui-ci , que c'est elle qui l'a empoi-

leur de soufre, qu'elle fut soulagée sensiblement, et qu'elle avait resté huit jours sans affection douloureuse dans cette partie ; mais que le neuvième elle en avait

sonnné, et voici nos preuves irrévocables. Après avoir bien quéstionné cette femme et approfondi sa maladie, nous avons découvert qu'elle avait, depuis plusieurs années, une perte blanche très-visqueuse provenant d'une déviation laiteuse (exutoire naturel chez plusieurs femmes qui ont éprouvé quelque secousse morale dans le temps de la lactation) ; et je l'ai convaincue de cette vérité par l'état rachitique de son enfant, âgé de trois ans, que j'ai aperçu tout estropié dans l'appartement. Elle prétendait que son nourrisson de l'hôpital, qu'elle avait depuis huit mois, et depuis peu couvert de petits boutons enflammés sur toutes les parties en contact avec l'âcreté urineuse, lui avait donné cet écoulement utérin, que la prévention du jour caractérisait de gonorrhée sur le sentiment d'un homme de l'art, confirmé successivement par trois autres aussi crédules et aussi ignorans que lui. Mais il ne m'a pas été difficile de la convaincre de la fausseté de cette opinion par l'aveu qu'elle venait de me faire, qu'une forte frayeur lui avait fait perdre le lait lorsqu'elle nourrissait l'enfant infirme que nous avions sous les yeux, très-robuste, dit-elle, avant cet événement fâcheux ; et elle a fini par convenir que sa perte blanche remontait à cette époque. En rapprochant donc les circonstances, il a été fort facile de dissuader tout le monde de cette opinion générale sur l'infection siphilitique, d'autant mieux qu'elle n'allaitait l'enfant de l'hôpital que depuis huit mois. Ce ne pouvait donc pas être celui-ci qui lui avait communiqué un écoulement qui existait long-temps avant, etc. ; mais cette persuasion n'en est pas moins devenue l'épouvantail dans toute la contrée. Eh ! cette fausse assertion a fort heureusement plus empoisonné l'esprit que le corps de ces habitans.

Dans cette circonstance, j'ai vu plusieurs autres enfans dans ce village, malades de ce même vice laiteux où souvent le scrophuleux prend sa source ; vice laiteux aujourd'hui très-commun à la ville comme à la campagne, parce que, en tout lieu, les nourrices sont exposées à des commotions morales qui, ébranlant l'harmonie de l'économie vivante, portent dans les vaisseaux lactifères un principe constringent, altérant et désorganisateur, qui fait refluer

éprouvé un ressentiment qui avait augmenté de jour
en jour jusqu'au huitième, où elle avait encore rempli
un grand vase d'urine. Qu'elle avait observé que,
pendant cette période, l'urine était moins abondante,
mais si trouble qu'elle ressemblait à de la bouillie de
maïs (gros mil ou blé de Turquie); que cette règle
périodique s'était maintenue jusqu'au moment de l'u-
sage des emménagogues (médicamens qui provoquent
les règles), qui avaient développé d'abord une fièvre
très-forte, laquelle avait fini par dégénérer en fièvre

le lait, le dénature, le rend visqueux et malfaisant après lui avoir
imprimé un caractère malin. L'expérience prouve encore, tous les
jours, que les nourrices ne sont pas assez réservées sur le régime,
surtout sur les épiceries, les salaisons, et principalement sur l'u-
sage du vin, des liqueurs fortes, qui échauffe le sang, altère la
source du lait, donne aux nourrissons des coliques par les acides
qui troublent leur digestion, crispent et révoltent leur faible estomac; de là, des larmes continuelles, l'insomnie, le vomissement
de lait caillé, des déjections alvines toutes vertes, des glaires,
souvent la diarrhée; dentition pénible et languissante, amaigrissement, cachéxie, fièvre lente, obstructions, ballonnement du
ventre et la mort. Il faut ajouter à tout cela les imprudences que
commettent journellement les nourrices des campagnes de s'exposer au grand froid, à des répercussions de l'humeur cutanée, soit
en buvant de l'eau froide, ou en recevant des impressions d'un air
froid dans un état de grande chaleur ou de transpiration, etc.

Nous devons donc conclure, en dépit de la prévention, que la
plupart des nourrices empoisonnent leurs enfans, et non pas ceux-
ci celles qui les allaitent, et que celles de Castelnau ont frappé de
maladie et de mort leurs nourrissons.

J'ai jugé très à propos de placer ici cette note, pour faire connaître les sinistres effets de la prévention, et apprendre aux gens
de l'art, à ces hommes qui n'en sont que les marionnettes, à mieux
étudier la nature et les diverses affections qui la désorganisent et
l'anéantissent, et, sur toutes choses, à se tenir en garde contre des
préventions ridicules, telles que celle pour les sangsues, qui font
le malheur de la société.

lente , et lui avait donné une source d'urine intaris-
sable, qui avait épuisé toutes ses forces , et l'avait
plongée dans l'état ou nous la trouvions; que le dégoût s'était emparé d'elle dès la déclaration de la fièvre
et du cours extraordinaire d'urine; que buvant beaucoup, elle attribuait le flux excessif d'urine aux boissons de toute espèce qu'on lui faisait prendre. Le
conseil fixa dès ce moment toute son attention sur ce
point important, et me chargea du soin de bien observer la maladie et de recueillir, jour par jour, les
diverses quantités et qualités d'urine pendant une se-
maine, au bout de laquelle le conseil devait se réuuir
de nouveau , pour asseoir définitivement son opinion,
qui paraissait devoir confirmer la mienne.

Le premier jour, quatre livres de boisson et une
livre et demie de substance alimentaire ont donné, dans
vingt-quatre heures , treize livres et demie d'urine ,
d'odeur et de saveur désagréables, de couleur de brique
pilée , qui , gardée trente heures , a fourni une livre de
dépôt de même couleur.

Le deuxième , même quantité de nourriture et de
boisson; quatorze livres d'urine et dix-sept onces de
sédiment de même qualité.

Le troisième, même régime ; quinze livres et un quart
d'urine ; dépôt, dix-sept onces ; même couleur, mêmes
élémens.

Le quatrième, même régime; dix-sept livres d'u-
rine , de couleur moins foncée, même consistance ;
sédiment, dix-sept onces trois gros.

Le cinquième, deux lavemens purgatifs opèrent un
grand bien, en entraînant des matières fécales d'une
fétidité insoutenable, aigres , glairo-bilieuses ; même
régime; urine, dix-huit livres et demie, fétide et salée,

de couleur plus foncée , plus épaisse qu'aucune autre ;
hypostase , dix-huit onces.

Le sixième , mêmes lavemens ; effets merveilleux ,
par deux copieuses selles de même fétidité. Ces matières , mêlées avec parties égales de chaux , ont produit
une grande effervescence , pendant vingt-deux minutes,
après quoi elle s'est affaiblie ; et au bout de cinquante-
deux heures , le résidu a été une cristallisation opaque
d'un gris un peu sale ; urine, vingt-livres deux onces ,
couleur moins foncée , odeur moins forte , saveur insipide et salée ; précipitation des élémens urineux plus
lente , quarante-huit heures ont à peine suffi pour la
déterminer ; résultat , vingt-une onces et deux gros.
Ces concrétions sédimenteuses , desséchées au soleil et
jetées sur des charbons ardens , pétillaient et se consu-
maient sans brûler comme la coque d'œuf.

Le septième , je mis sous les yeux du conseil réuni
le tableau de mes observations ; et il fut déclaré à l'u-
nanimité , après l'inspection des urines gardées depuis
la veille , que cette maladie n'était autre chose qu'un
Diabétès insipide , arrivé à son dernier degré d'intensité.

La malade, interrogée sur son genre de vie, déclara
que , depuis l'âge de quatre ans , on n'avait pas dis-
continué de la faire déjeuner avec du café au lait ou
du chocolat en abondance et fort épais ; qu'elle avait
été fort sujette aux coliques venteuses , aux vers ; qu'une
année, elle en avait fait quarante-quatre ; que , dans le
cours de son enfance, elle croyait en avoir fait de trois
à quatre cents ; que , depuis qu'elle avait abandonné le
déjeuner perfide , elle s'était mieux portée ; qu'elle
avait toujours bu beaucoup de limonade ou de l'eau
fraîche dans la journée , pour éteindre le feu qu'elle

avait, depuis long-temps, dans ses entrailles ; et enfin qu'elle n'aimait ni le vin , ni le café.

Ce récit historique dessilla les yeux du conseil, et il ne lui fut pas difficile de reconnaître la cause occasionelle du Diabétès : ce qui lui fit dédaigner l'idée trompeuse d'une cause chimérique, que l'âge et le défaut d'émission menstruelle avait fait naître, ébloui tous les esprits , égaré tous les jugemens et fixé toutes les opinions. Il fut déclaré aussitôt, d'un commun accord, qu'il n'y avait aucun doute que l'action perturbatrice ne fût tout entière dans les organes de la digestion , qui gémissaient sous le joug d'un empâtement putride, depuis l'abus des déjeuners laiteux et chocolacés qui avaient formé un amas de corruption glairo-bilieuse, engendré le nid vermineux, les coliques gazeuses, etc. ; que l'effet merveilleux des lavemens confirmait la justesse de cette opinion ; qu'il n'était pas possible d'accuser le défaut de menstruation comme premier mobile de tant de désordres. Il fut en conséquence sagement résolu d'ébranler par un vomitif les viscosités qui tapissaient et l'estomac et les intestins , subséquemment d'évacuer les matières mobilisées par des moyens appropriés et convenables au soutien des forces de la malade.

Seul chargé de la conduite du traitement, j'administrai, le lendemain , quinze grains d'ipécacuanha avec un grain de tartre stibié (tartrite antimonié de potasse) qui suscita quatre ou cinq vomissemens de très-mauvaises matières de toute couleur et d'odeur acide, beaucoup de grumeaux caséeux , trois selles copieuses et infectes de saburre poracée , noire, etc. ; le soir, un lavement qui entraîna quantité d'excrémens épais et fétides. Le lendemain , sa tisane ordinaire avec addition d'un peu de citronnelle et de petite sauge, deux lavemens. Le troisième jour, quatre verres de boisson tonico-purgative, à une heure d'intervalle, huit évacuations de fécalités épouvantables par leur couleur et leur fétidité, entremêlées de particules grisâtres, semblables à du fromage brisé et corrompu; le soir, un lavement qui entraîne six gros vers.

Le quatrième et cinquième, même tisane, amélioration sensible; urines un peu moins abondantes, plus troubles; sédiment plus considérable, plus épais, de couleur jaune; les facultés physiques et morales, plus libres.

Le sixième, répétition du minoratif tonique et du lavement : effets toujours merveilleux; expulsion, par six selles copieuses, d'une saburre putride glairo-bilieuse de toute couleur et aussi fétide que les premières, et de quinze vers; le lendemain, recouvrement de forces et de courage, rappel de l'humidité cutanée, urines encore très-chargées d'élémens verdâtres, d'odeur forte et acide, ne différant du poids des substances avalées que de six livres; sédiment moindre, jaunâtre; le pouls, élevé à soixante-dix-neuf pulsations par minute, descendu à soixante-dix, plus développé, moins misérable.

Les septième, huitième, neuvième et dixième, boisson plus diurétique et diaphorétique; un mouvement fiévreux persiste, la malade éprouve de temps à autre des douleurs vagues dans l'abdomen; des flatuosités, des nausées importunes, chaudes et constantes, surtout à jeun, semblent manifester la présence d'un reste de gastricité, et solliciter une nouvelle évacuation. La tête n'est pas exempte d'impression douloureuse. La migraine la tourmente, après de pé-

nibles digestions , et rarement quand elle se fait ; ce
qui prouve évidemment que les alimens suspendent
l'effet des vapeurs putrides et mordicantes qui s'exha-
lent de ce foyer.

Je m'empressai de rendre compte de cet état à deux
membres du susdit conseil , mes plus proches voisins,
qui , rendus auprès de la malade , et après avoir sérieusement scruté le reste de l'action morbifique, ne
sont pas éloignés de mon opinion ; mais ils pensent
qu'il est encore utile de renouveler l'assemblée pour
fixer définitivement la leur.

Je patiente pendant deux jours ; mais les affections
devenant plus sensibles et plus intenses, je me décide,
le troisième jour, ne les voyant pas arriver, à répéter,
en moindre quantité , son purgatif ordinaire. Une
heure après la malade sent une douleur très-aiguë dans
l'estomac qui dure environ vingt minutes , elle crie
qu'elle est morte, qu'elle a senti un sac crever ; et
tout à coup les vives douleurs s'apaisent ; ne doutant
point que ce mouvement douloureux ne soit l'effet du
détachement d'un corps étranger qui a produit cette
secousse spontanée , je lui fais prendre un grand verre
d'infusion théiforme de chicorée amère et de citronnelle
avec deux cuillerées de vin de Malaga. Bientôt après ,
elles ressent, simultanément, une autre impression vive
et un mouvement vermiculaire dans le ventre ; ce qui
lui fait dire qu'elle va rendre le sac vermineux. Nous
ne sommes pas éloignés de cette idée ; mais notre erreur est bientôt dissipée par un débordement de matières poisseuses , grises et vertes , grises et bleuâtres,
semblables à du fromage de Roquefort , liées ensemble
par des filamens longs et gluans. Un autre verre de
la même boisson en fait pousser une pareille une demi-

heure après, et toujours avec impression douloureuse
en roulant dans le tube intestinal. Je fais garder cet
excrément curieux. La boisson tonique est continuée;
et, chaque fois, elle provoque l'expulsion de semblables
fécalités, toujours très-fétides. Après la cinquième évacuation, le calme se rétablit. Je lui fais prendre alors
un bouillon, avec trois cuillerées de vin de Malaga.
Demi-heure après, les douleurs intestinales, vers l'om-
bilic, recommencent plus fortes que jamais. La malade
prétend qu'il y a une grosseur énorme; j'y porte la
main; la région ombilicale est en effet très-tendue, dure,
et ment la grossesse.

Dans ces entrefaites, les médecins arrivent; je les
instruis de tout ce qui s'est passé pendant leur absence. Je leur mets sous les yeux les matières excré-
menticielles du jour, dont l'aspect les effraie et les réjouit en même temps. Nous tombons d'accord qu'une
plus forte consistance de matières muqueuses produit
les angoisses de la malade, et que c'est ce qui en rend
l'issue plus pénible et plus douloureuse. La malade se
rassure sur la persuasion qu'on lui donne que c'est un
accouchement laborieux, dont elle va bientôt être dé-
livrée. Un lavement purgatif est administré; les douleurs redoublent; la tumeur ombilicale se ramollit, et,
demi-heure après, la malade pousse, par les plus violens efforts de la constipation, un corps étranger d'une
forme ovalaire, plus gros que les deux poings, qui,
mis dans un plat, a été disséqué et a présenté les caractères suivans.

1° Une surface griso-verdâtre, ridée en plusieurs
endroits, lisse et gluante dans d'autres, parsemée de
taches vertes, jaunes de diverses grandeurs; un orifice
dans chaque extrémité ovalaire, avec des plis sembla-

bles à ceux du sphyncter de l'anus, et chaque rugosité
de couleur différente.

2º Une incision longitudinale nous a offert une poche
de quatre lignes d'épaisseur, de substance albumineuse
très-compacte, parsemée de taches brunes et jaunes.

3º Dans l'intérieur de ce sac, nous avons trouvé dix
gros vers et douze petits, noyés dans une marmelade
muqueuse de couleur chocolacée et brune, que nous
avons jugée être l'expression de la trop constante nourriture de corps gras dans son enfance; une espèce de
canevas, à gros filamens, qui partait du foyer glaireux
et s'adaptait aux parois de ce sac où il paraissait prendre
plus de force et de consistance. Dès-lors, les médecins
se sont retirés en disant, Elle est sauvée.

Dans ce moment, la malade s'est ensevelie dans un
profond sommeil où elle a resté pendant dix heures,
dans un calme enchanteur. A son réveil, elle a ex-
primé la satisfaction de son bien-être, le besoin d'un
bouillon restaurant. Le régime le plus sévère lui a
été prescrit : il consista en quatre bouillons légèrement toniques, pendant quatre jours, et, pendant
huit, quatre soupes légères, rendues toniques et cor-
diales avec le cerfeuil, le céleri, etc., par jour; et puis
l'addition d'œufs frais, d'un morceau de volaille, de
poisson, vin de Malaga, de Bordeaux en petite quantité; parfois, quelques cuillerées de bon café, etc., Ce
régime l'a remise promptement en voie de guérison; et,
avec ces sages précautions, elle a été, dans un mois,
entièrement rétablie. La nature, dégagée de cet énorme
fardeau, a recouvré tous ses droits, la liberté des premiers organes de la vie; et bientôt l'éruption de ses
menstrues a donné des preuves non équivoques du
rétablissement de l'harmonie la plus parfaite.

La cause de cette affection diabétique est trop mar-
quée, pour qu'on ait besoin de chercher ailleurs l'artisan de tous les phénomènes qu'elle a entraînés à sa
suite. On ne peut se défendre de la conviction intime
que les désordres les plus préjudiciables, dans beaucoup de circonstances morbides, émanent de la dépravation gastrique. On trouve ici le témoignage le plus
authentique de cette vérité; et personne de bon sens
ne se refusera à croire que la cause occasionelle de
cette longue maladie ne résidât tout entière dans
l'imprudent et long usage d'alimens gras, indigestes,
et en trop grande quantité, comme le café au lait, le
chocolat (1), qui avait excédé les forces de ce jeune
estomac et l'avait plongé dans l'inertie; de là, entassement glaireux, génération vermineuse, collement de

(1) En 1806, me trouvant à Paris, je fus consulté par plusieurs
jeunes dames, qui, depuis nombre d'années, éprouvaient des langueurs d'estomac, des flatuosités, des nausées, parfois des coliques
venteuses, de fréquentes migraines, etc. Je les questionnai sur tous
les points et sur leur régime de vie, toutes me dirent qu'elles pre-
naient, depuis fort long-temps, une grande tasse de chocolat au lait
pour leur déjeuner, et quelquefois du café au lait; que cette nourriture les menait au dîner; qu'avant et après midi, elles ressentaient,
dans leur estomac, des sentimens de pesanteur, de défaillance
continuelle, de fréquentes migraines; qu'elles se fondaient en
urines; qu'elles avaient toujours soif et faim, que l'insomnie les
tourmentaient, etc. Leur pouls était parfois fort lent, embarrassé,
intermittent; d'autres fois, petit, sec, concentré; leur visage était
pâle; la langue couverte d'un enduit jaune, chocolacé; les urines
abondantes, jaunes et fort épaisses; suppression des règles, etc. Il
ne me fut pas difficile de les convaincre que l'usage habituel de ces
substances grasses, tous les jours, pour leur déjeuner, était la
seule cause de leur maladie qui n'était autre chose que le diabétès.
Tisane, vomitif, purgatif et changement de régime, suffirent pour
les ramener toutes à la santé.

ces matières visqueuses aux parois gastriques et intestinales; épaississement successif de ces couches plasti-
ques; densité et endurcissement par la chaleur de cet
âge, et enfin la formation de la poche que nous avons
fait rendre par les purgatifs, après l'avoir ébranlée et
détachée par les fortes secousses du vomitif. De cet
état de choses, on doit conclure que tout autre traitement aurait échoué contre cet écueil formidable, et
que la ceinture n'aurait pas brillé; que la cause prochaine et immédiate du Diabétès, quelle qu'en soit la
nature, appartient exclusivement à la prédominance
acide, et que la surabondance d'excrétion urineuse
vient de la dissolution des corps gras par une combinaison mystérieuse de la nature qui échappera toujours
à la sagacité chimique.

Vᵉ, VIᵉ, VIIᵉ ET VIIIᵉ OBSERVATIONS.
(1786, 87 et 88.)

Pour ne point multiplier les observations, dont j'ai
recueilli, dans ma pratique cinquantenaire, les détails
les plus circonstanciés, les plus curieux et les plus
utiles, je vais me renfermer dans l'exposition des suivantes, dont les faits diabétiques ont ravi la vie à trois
jeunes gens de la plus belle espérance, et à une demoiselle du plus rare mérite, savoir: MM. Mikaellon,
Rivaudet, Dalisan, et mademoiselle de Blazinet : le plus
âgé de ces diabétiques avait à peine atteint la tren-
tième année. Tous les quatre d'une constitution bilioso-
sanguine, habitués au régime animal et empâtant;
café au lait, chocolat, beurre frais, tous les matins;
viande grasse de toute espèce aux autres repas, avec
excès ; température brûlante, et par conséquent relâ-

chante; point d'exercice. Dans l'intervalle des repas,
beaucoup d'altération ; nausées cuisantes , rapports nidoreux, chaleur dans le gosier, coliques passagères,
vomissement périodique, raucité, migraines plus ou
moins intenses , ophthalmie; de temps en temps, larmoiement des yeux à sa suite , etc. (ce qui annonçait le
travail pénible de la disgestion, par la surcharge des
sucs viciés et la formation du germe diabétique) : à cette
mauvaise nourriture ils joignaient des boissons acidulées pour apaiser la soif qui dévorait leurs entrailles.

Au bout de quinze mois, l'amaigrissement , malgré
un appétit vorace , décèle un vice rongeur ; les phénomènes gastriques se prononcent plus malignement, et
signalent un grand désordre dans la périphérie abdominale; les fonctions vitales sont tout-à-fait compro-
mises , l'ordre organique est renversé, la poitrine et la
tête se ressentent vivement de cet état de trouble et de
confusion. Le pouls se concentre , devient dur et vé-
hément, la peau sèche et aride, les yeux rouges, et laissent couler une sérosité roussâtre et rongeante ; l'o-
reille devient dure et paresseuse ; une toux sèche et
quinteuse annonce l'aridité de la poitrine; les forces
s'évanouissent , le moral s'obscurcit, la voix s'é-
teint , etc., etc. Ces maladies sont prises pour des fièvres lentes , nerveuses (erreur générale et bien funeste à la société , c'est le voile de l'impéritie) ; elles
sont traitées en conséquence , avec les niaiseries atta-
chées à cette fatale prévention, pendant tout le temps
de leur maladie. Dès-lors, les symptômes prennent une
attitude plus grave et plus imposante. L'emploi des toniques, qui remplit tous les esprits routiniers, n'est
pas négligé, et porte le coup mortel à ces quatre infortunés malades.

L'esprit d'observation n'ayant pas assez dominé, dans cette conjoncture critique, l'art a laissé de côté l'inspection du phénomène le plus important à considérer, l'excrétion de l'urine. Les facultés digestives de ces malades étaient tellement délabrées qu'elles étaient réduites à l'impossibilité de plus rien digérer, et à la nécessité de se révolter à l'approche de tout aliment ; de toute boisson, de tout remède, et de les rejeter avec indignation, par haut et par bas, tels qu'ils avaient été avalés : maladie à laquelle les pathologistes ont donné le nom de *Lienterie*.

C'est à l'époque de cette affligeante situation, que je fus appelé, en divers temps, auprès d'eux. Leur aspect était effroyable. Je ne trouvai en eux que des squelettes parlant, des vies fugitives, des peaux basanées, ridées, couvertes de taches livides ; des faces hippocratiques ; le pouls donnant 104, 106, jusqu'à 110 pulsations par minute, une voix éteinte ; la peau du ventre presque collée à la colonne épinière. Dans le temps que j'étais occupé au rigoureux examen du pouls, ou que j'étais auprès d'eux, tous ces malades évacuaient abondamment de l'urine si forte, si nauséabonde que j'étais obligé de m'éloigner, en recommandant de la garder pour me la faire voir. En reprenant mon exploration, je trouvai les régions thoracique et épigastrique brûlantes, la peau collée sur le sternum et sur les côtes, bridée sur le cartilage xiphoïde, les os des îles très saillans, rétraction des parties génitales, extrémités grêles, froides, etc.

La quantité de ces urines diabétiques roulait sur 30 à 35 livres par jour ; leur couleur variait selon l'intensité des souffrances, selon la quantité des boissons qui pouvaient rester dans l'estomac. On les voyait, tantôt

8

vertes, brunés, noires ; tantôt d'un jaune obscur, oli-
vâtre, parfois claires, grisâtres, exhalant toutes une
odeur virulente ; leur sédiment offrant toujours la
nuance qui était propre à chaque espèce, et son poids
était à peu près de deux à trois livres par jour, qui,
desséché au soleil et jeté sur des charbons ardens, pé-
tillait et répandait une flamme bleuâtre et fétide. De
ce sinistre appareil symptomatique, je concluais toujours que ces Diabétès avaient débuté par être bilieux
et aigus, et que leur ravage gangréneux était irrémé-
diable par sa chronicité.

Tous les soins et moyens scientifiques furent donc
inutiles. Le mal, rendu à son dernier période, éluda
toutes les ressources de l'art, et ces malades trouvè-
rent le terme de leurs longues et cruelles souffrances
dans les bras de la mort, qui était le vœu le plus cher
de ces intéressantes victimes. Parmi ces quatre affections diabétiques, l'observation la plus exacte n'en a
rencontré aucune de sucrée ; mais elle m'a appris que
cette dernière espèce se rattache exclusivement à la
constitution pituiteuse, lâche et molle. Ces quatre diabétiques étaient d'une constitution bilieuse et sanguine
très-prononcée.

L'ouverture de ces cadavres offrit le plus horrible
spectacle : d'abord, de larges aphtes brunes dans l'œ-
sophage, dans différens points de sa surface interne
avec étranglement ; l'orifice supérieur de l'estomac rétréci, d'un rouge noirâtre ; le corps de ce ventricule
replié sur lui-même, d'un pouce et demi de diamètre,
doublé d'une espèce de membrane en lames cuivreuses
toutes vertes et parsemées de mille petits trous, comme
un crible ; quelques-uns enflammés et d'autres gangréneux. Vers le pilore (orifice inférieur), une excoria-

tion avec ulcération de la grandeur, d'une pièce de
trente sous. Cet organe rabougri était plein d'une substance muqueuse verte, comme du vert-de-gris (oxide
vert de cuivre); le duodénum rétréci, excorié, parsemé
de taches livides et plein d'une espèce de bouillie
épaisse, filamenteuse, glutineuse, de couleur safranée,
et en partie livide ; le jéjunium l'ileum et le cœcum
entachés de mêmes impressions, et renfermant un liquide d'un jaune verdâtre ; l'appendice du cœcum,
presque détruit. Le colon et le rectum ainsi que l'épi-
ploon, d'un rouge noirâtre. Le mésentère, endommagé
d'engorgement glandulaire et de squirrosités ; la rate
d'un volume considérable, et contenant une boule
muqueuse grosse comme le poing, qui, écrasée sous les
doigts, a fourni un mélange de parties sablonneuses et
de mucosités, de consistance et de couleur de gelée de
coing ; le foie, noirâtre et racorni, gorgé dans tout son
parenchyme de matières graveleuses brunes, jaunes et
noires ; la vésicule du fiel et tous les conduits adja-
cens pleins d'une liqueur séreuse, jaunâtre et aigre-
lette, entremêlées de petites concrétions biliaires; épanchement de pareille sérosité dans la poitrine ; les cellules bronchiques et pulmonaires, gorgées de pâtosités
de même couleur, mais plus foncée ; infiltration au
cerveau d'humeur de même nature, avec quelques légères ulcérations dans sa substance corticale, etc., etc.
Telles sont les conséquences fâcheuses des diverses lésions du premier ressort de la vie (l'estomac), de l'i-
gnorance des causes efficientes de toutes les maladies,
de la malheureuse prévention, de l'opinion routinière
et de l'usage inconsidéré de moyens contraires au véritable *statu quo; des toniques, des astringens*, etc., etc.
   Je dois faire remarquer, que ces quatre autopsies

n'ont pas présenté, rigoureusement parlant, les mêmes désordres dans l'ensemble des viscères explorés chez ces quatre sujets, mais des rapports analogues, et qu'elles ont été faites à différentes époques.

IXe OBSERVATION. (Milhau, 1823.)

Parmi le nombre des diabétiques que j'ai eu occasion de traiter dans la ville de Milhau ou dans son arrondissement, je me contenterai de rapporter l'affection de cette nature de madame Caldesaygues, habitante de cette ville, âgée d'environ cinquante ans, d'une constitution bilieuse et sanguine, que son entêtement et l'impéritie ont plongée dans le tombeau au commencement de mai 1823. En voici l'histoire fidèle.

Médecin affidé de cette famille, depuis vingt-sept ans, j'avais été à portée d'apprécier la constitution des divers membres qui la composaient, le régime et le goût de chacun en particulier. Madame Caldesaygues avait celui des corps gras, dont la digestion lente et pénible l'altérait à un tel point que je l'ai vue boire, entre ses repas, dix à douze livres d'eau de fontaine la plus fraîche sans pouvoir se désaltérer.

Si nous interrogeons la cause de cette grande altération, nous la trouvons évidente dans l'encombrement de saburre pâteuse, dans l'enraiement des forces gastriques par la formation de ces matières corrompues, dans une prédominance acide, une action agaçante, qui échauffe, irrite les parois du ventricule; de là une chaleur et une constriction permanentes, qui appellent sans cesse les boissons les plus fraîches, dont l'abondance peut à peine éteindre ce brasier ardent.

Il faut ajouter au développement de ces causes pré-

existantes quelques impressions morales, toujours sub-
versives de l'ordre économique. Son mari, dont j'ai
rapporté la maladie grave dans mon premier mémoire,
envoyé de Milhau, en 1821 ; à la société de médecine
pratique de Paris ; son mari, dis-je, donna à cette ame
extrèmement sensible quelque sujet de crainte sur sa
vie. Deux révolutions morales ne contribuèrent pas
peu à l'exaspération des causes physiques. Après le rétablissement de la santé de M. Caldesaygues, son épouse
me dit que, depuis long-temps, elle sentait des vapeurs
brûlantes à son gosier; que sa bouche était pleine de
fumier (ce sont ses propres expressions); que ses entrailles bouillonnaient sans cesse, surtout entre les repas, etc., etc. : j'examinai sa langue, dont l'aspect
m'effraya par l'épaisseur d'une couche visqueuse et
jaune de trois à quatre lignes. Les différentes régions
n'offraient rien de remarquable, mais l'habitude du
corps était très-aride.

D'après la conviction raisonnée du triste état des
premières voies d'une surcharge saburrale, je lui prescris, pour deux jours, des boissons calmantes et rafraîchissantes ; je lui propose, pour le troisième, un
vomitif (remède essentiel dans ces sortes de maladies);
elle s'y refuse obstinément ; j'ai beau lui faire pressentir l'absolue nécessité d'ébranler la masse putride, pour
nous mettre à même d'en maîtriser l'évacuation, rien
ne peut vaincre sa répugnance pour les vomitifs et les
purgatifs, parce qu'elle avait été prévenue contre par
un ignorant, un jeune présomptueux, un propagateur
outré de la doctrine broussaisienne, ou par quelques-
uns de ses agens affidés. La vive représentation de sa
famille sur le danger que va lui faire courir son entêtement la détermine enfin à céder à ses instances et à

prendre un léger purgatif, dont l'action, trop peu
énergique, échoue complètement contre la masse saburrale, glisse sur ce corps gluant et tenace, et ne
nous donne, dans toute la journée, que deux petites
selles écumeuses et très-fétides; le lavement du soir
n'entraîne que de l'eau bourbeuse, jaune, filandreuse
et infecte. Le lendemain, la première tisane; le troisième, j'ai toutes les peines du monde à la résoudre à
prendre un second purgatif; cependant les parens l'y
décident; l'ayant rendu plus actif par la substitution
du séné aux follicules, d'un gros de rhubarbe et deux
dé sel de Glaubaire de plus; j'obtiens cinq petites
selles extrêmement glaireuses, jaunes et vertes, d'une
fétidité extraordinaire; léger amendement.

 Quinze jours après, les mêmes anxiétés recommencent, quoique l'appétit et la soif se soutiennent au
même degré. Son état d'empâtement universel exigeant
impérieusement de fortes évacuations, et la malade
répugnant aux médecines noires, je tente, au bout de
quinze jours, de filer quelques grains de tartre stibié
en grand lavage; nulle évacuation dans toute la journée, tant la sensibilité était enchaînée sous le poids des
matières visqueuses et tenaces. J'insiste; le lendemain,
pas plus d'effet; (me représentant toujours l'état de madame Rigalin) je me décide à l'emploi de l'*émético-ca-
tarticum*, pour solliciter efficacement plusieurs selles
dont nous avions grand besoin pour opérer un changement favorable à son état; mais je n'en obtins que
deux, seulement très-bilieuses et glaireuses, porracées
et infectes; léger amendement. Suspension de tout remède par l'obstination de sa mauvaise tête. C'est ici le
cas d'appliquer la sentence judicieuse d'un philosophe:
« Nul ne peut éviter son sort. »

Toujours dans les chaines d'une gastricité croupissante, et augmentée de plus en plus par le défaut de
régime, elle ne cesse de se plaindre de son malaise général, de vapeurs brûlantes, de grands maux de
tête, etc., etc. Cent commères (peste redoutable pour
la société) lui montent la tête, et l'assurent, par l'impulsion qu'on leur a donnée, que les sangsues guérissent
tous les maux; que c'est le seul moyen médical employé
aujourd'hui à Paris et dans toute la France pour guérir toute sorte d'affections morbifiques ; qu'un jeune
praticien (1), arrivant de cette capitale, en préconise

(1) Ce fameux disciple de Broussais a tellement adopté l'opinion
ridicule de son maitre, qu'il ne voit partout que flegmasie, et qu'il
ne rêve que sangsues. Trois femmes de cette ville (Milhau), en état
de dissolution et d'hydropisie, sont mortes trois jours après l'application de quelques douzaines de ces insectes.

Une femme de la campagne, clouée dans son lit par un rhumatisme laiteux, a recours à ce sangsuiste effréné, qui, dès l'avoir
vue, lui applique trente sangsues, et celles-ci achèvent d'appauvrir
son sang. Les douleurs incontinent deviennent plus fortes, la malade s'affaiblit. Quelques jours après, cet homme de sang revient
à la charge, et en applique un plus grand nombre qui, après avoir
succé la dernière molécule rouge, tombent, et l'on ne voit plus
couler que des gouttes laiteuses, et la malade expire quelques
heures après. Tel est le récit que m'ont fait les parens, tristes
spectateurs de cette scène sanglante.

Plusieurs enfans jetés dans une fièvre lente par la diathèse
glairo-vermineuse, le ventre ballonné, etc., ont été sangsuisés
par ce même apôtre de l'erreur, qui ne voit dans ces ballonne-
mens qu'une grande irritation, et applique sur ces ventres météo-
risés vingt sangsues, qui augmentent la tension abdominale et
leurs angoisses ; leur état devient plus critique. Il prétend que le
nombre de ces êtres dévorateurs n'était pas suffisant, et qu'il faut
en doubler l'application ; mais les parens, plus sensés que lui, s'y
opposent fort heureusement ; car ces pauvres infortunés seraient
bientôt tombés victimes de cet extravagant système. On a recours

les merveilleux effets; qu'il en applique des batail-
lons (1) dans toutes les circonstances de maladie ; enfin
que, dans leur application, elle trouvera sa guérison.
Elle a la faiblesse de se laisser persuader, et, à ma première visite, elle s'empresse de me les proposer. Je les
rejette comme le comble de la démence et lui en démontre la contre-indication, en lui donnant la certitude de
leur mauvais effet. L'impulsion est donnée, elle insiste,
je persiste dans ma défense expresse.

Le lendemain, le pharmacien me prévient que la
malade a envoyé prendre vingt sangsues. Je cours chez
elle, et je les trouve appliquées à la jambe gauche. Je
la gronde en lui renouvelant les suites fâcheuses qui
peuvent en résulter. Elle me répond qu'elle a voulu se
contenter, et éprouver les bons effets que la renommée
en publie. Le lendemain, inflammation à la jambe,
engorgement, tuméfaction. Chaque ouverture forme
une petite tumeur circonscrite, rouge et dure, de la
grandeur d'une pièce de cinq sous, au centre de laquelle on aperçoit le trou qu'a pratiqué la sangsue. L'inflammation augmente de plus en plus ; des douleurs
aiguës l'accompagnent, par l'appel de l'humeur acrimonieuse du sang. Fomentations émollientes et tisane ra-
fraîchissante pendant huit jours: résolution de l'inflammation ; suppuration pendant vingt; guérison de la

à de meilleurs yeux qui, à travers ce ballonnement, aperçoivent la
cause glairo-vermineuse. On administre soudain des vermifuges
purgatifs. Ces enfans rendent des pelotons de vers, des glaires, etc.,
et sont promptement guéris.

(1) On m'a assuré qu'il en avait appliqué, dans huit jours, cent
quarante-quatre à la femme de M. Marzials, qui mourut d'une
fièvre hétique, par le seul effet des sangsues. C'est la sœur de cette
nouvelle victime qui m'a assuré ce fait.

jambe; mais tous les symptômes de la grande maladie viscérale redoublent d'intensité, et il s'y en joint un de plus, qui est une faiblesse générale, l'appétit moindre et la soif plus ardente. La cause du Diabétès a acquis plus de consistance, plus de force, le pouls plus de vélocité, plus de dureté.

Dans le mois d'août, époque de ce triste état, elle apprend que son neveu, étudiant en médecine à Montpellier, doit arriver incessamment avec M. Ba......, qu'on dit médecin de l'hôpital Saint-Éloi de cette ville. Cette assurance la fait renoncer à l'usage de tout remède. Elle se décide à attendre patiemment leur arrivée pour que nous ayons, dit-elle, une conférence ensemble, et que nous nous campions définitivement sur sa maladie (maladie aussi évidente que le soleil dégagé de tout nuage) et sur le mode de traitement le plus convenable.

En effet, peu de temps après, ce prétendu grand médecin arrive. Le courage ranime les forces de la malade, et aussitôt elle se transporte chez son frère, où il est logé, et lui fait l'histoire de ses maux et de leur origine. Il fixe son opinion, qu'il communique à la malade. Le lendemain je suis invité à m'y rendre. Mais quelle est ma surprise de trouver un jeune chirurgien, à grandes prétentions, à la place d'un médecin distingué que l'on m'avait annoncé! Sa façon de voir, toute chirurgicale, se trouve bien différente de la mienne (1). Il me donne une analyse chimérique de

(1) Cela ne doit pas étonner; la sphère chirurgicale est circonscrite dans les bornes de la manipulation, au lieu que celle de la science médicale est infinie, exige la plus grande intelligence, la plus profonde méditation, la consommation du temps par l'étude

cette maladie, tout-à-fait contraire à la vérité de la
cause morbifique, et prend l'effet pour la cause (erreur
très-commune); et il prétend que la chaleur du gosier
et des entrailles, dont elle se plaignait depuis fort long-
temps, dépend absolument d'une irritation nervéuse
(langage ordinaire de l'ignorance) qu'il faut abattre
nécessairement pour vaincre tous les maux qu'elle
éprouve, etc., etc. Il part de ce faux principe pour
bâtir son système chimérique, ou sanctionner celui
d'autrui, dont je lui démontre l'absurdité, comme je
vais le faire ici, pour dessiller les yeux du lecteur et
porter dans son ame la plus intime conviction d'une
vérité basée sur le plus simple raisonnement, qui nous
met en main les armes de la raison physico-médicale,
seule divinité honorable dans le monde médical ; mais
la myrrhe et l'encens n'ont pas encore commencé à
brûler pour elle ; son image est encore ensevelie dans
un océan d'erreurs, agitée, soulevée par des flots systématiques qui ne cessent de compromettre et d'oppri-
mer les principes de la nature.

　Le plus fort argument que j'ai porté à ce tendre nourrisson de l'esprit hypothétique a été celui de lui demander s'il y a des effets sans cause ; si une irritation peut
exister d'elle-même ; si c'est une maladie *suî generis*,
ou si elle est le simple résultat d'une puissance motrice quelconque qui, par une action plus ou moins

la plus opiniâtre des secrets de la nature affligée, le discernement
le plus sain pour la découverte de la vérité de tous ces cas pathologiques. Cependant, nous voyons tous les jours l'aveuglement humain livrer son trésor le plus précieux à l'homme superficiel et
routinier qui n'a jamais été initié dans une science aussi abstruse,
et dont ils tranchent hardiment toutes les difficultés; tandis qu'elles
arrêtent souvent les plus savans praticiens.

mordicante, échauffe, anime, embrase le tissu organique et ébranle toutes les puissances vitales, selon
l'énergie de l'agent provocateur. Mais quel est, dans
cette hypothèse, cet agent primitif? Nul individu raisonnable ne pourra s'y méprendre, et il se hâtera de
répondre que la cause immédiate de cette chaleur et
de cette irritation réside tout entière dans un foyer de
corruption viscoso-bilieuse, dont la fermentation permanente fournit des vapeurs brûlantes, qui enflam-
ment l'œsophage, les amygdales, le larynx, la bouche,
et y déposent les preuves incontestables d'une gastricité putride. L'ensemble de tous ces signes pathognomoniques, ma démonstration la plus claire, rien n'a
pu rappeler à la raison la plus naturelle ce jeune
soi-disant médecin, vivement entiché de son opinion
erronée, basée sur le défaut d'instruction aitiologique
et de la véritable théorie pathologique (comme il y
en a tant), qui a fait et fera toujours le malheur de
l'humanité.

Ne pouvant éclairer sa présomptueuse opinion ni le
rappeler à la saine raison, et par conséquent nous accorder sur le jugement de cette maladie, je lui abandonne le champ de bataille en lui pronostiquant que
son erreur coûtera la vie à la malade, si elle a la faiblesse de suivre ses conseils; car quoi de plus ridicule
que de faire dépendre l'entassement d'une gastricité
abondante et de mauvaise qualité, prouvée par des
faits évidens d'une irritation organique, tandis que
tout s'accordera à soutenir que celle-ci est le triste
enfant de cette mère corrompue. N'est-ce pas effron-
tément vouloir soutenir qu'un corps étranger, une
épingle, une épine, une balle, etc., etc., introduit
dans l'économie vivante et très-saine, ne la désorga-

nise pas, ne l'altère point même, que l'irritation et l'inflammation qui surviennent ne dépendent nullement de cette introduction, de cette solution de continuité qui a déchiré le tissu musculaire, irrité et enflammé les parties environnantes? N'est-ce pas vouloir prétendre démontrer que tous les phénomènes sinistres qui planent sur nos têtes, les tempêtes, les orages, la foudre, la grêle, la rigueur des frimas, l'air méphitique, etc., etc., n'émanent point des vapeurs de la terre, de l'éternelle absorption solaire? En vérité, ces sortes d'opinions ne sauraient se concevoir.

La malade, impatiente de connaître le résultat de nôtre conférence, s'empresse de m'envoyer prier de passer chez elle pour en être informée ; mais elle n'est pas satisfaite quand je lui dis que notre opinion touchant sa maladie est diamétralement opposée, et que je ne pourrais jamais souscrire à une façon de voir aussi inconvenante et aussi dénaturée que celle de M. Bat✳✳✳; qu'il s'écartait trop sensiblement de la véritable cause de la maladie, pour que je pusse abonder dans un sens qui répugne à la saine pathologie. « Il va vous prescrire, lui dis-je, des moyens médicamenteux conformes au jugement de son illusion, qui vont vous préparer des regrets cuisans. Quant à moi, ne comptez plus désormais sur mes soins. »

Prévenue en sa faveur par l'impulsion de son neveu, elle se soumet avec confiance à un traitement qui repose tout entier, suivant l'esprit qui le dirige, sur les anti-phlogistiques, les calmans, les relâchans, les bains tièdes, la réitération des sangsues, etc., etc. Au bout de quinze jours, l'atonie gastrique et intestinale augmente la diathèse vicieuse, celle-ci l'embrasement de la région épigastrique ; donne des flatuosités turbu-

lentes, des rapports nidoreux et cuisans, de fréquentes
nausées ; redouble la chaleur des conduits alimentaire
et aérien, enflamme les amygdales, ajoute à l'empâtement de la bouche, redouble la fièvre et les maux de
tête, etc., etc., les battemens du pouls se multiplient,
l'urine devient très-abondante, claire, crue et chaude,
d'odeur très-forte, l'obésité disparaît à tous les yeux etc.

Le mauvais effet des deux premiers bains se manifeste par un grand abattement de forces, par l'augmentation de tous les symptômes. Son état considérablement empiré et devenu plus triste que jamais, elle
est forcée de tout abandonner. Les progrès de sa maigreur sont plus rapides et plus sensibles. Le Diabétès
se prononce plus énergiquement, la faim et la soif redoublent (conséquence très-naturelle de l'aiguillon
putride); de là, grande émission d'urine. L'ensemble
de ces différentes affections et son miroir l'avertissent
tous les jours de la décadence de son physique et de
l'approche de la fin de sa vie. Je suis consulté dans cet
état de désespoir ; mais n'ayant pas voulu suivre fidèlement mes conseils, je lui en refusai d'autres. Elle
s'inquiète, elle voudrait recouvrer sa santé sans
prendre les remèdes appropriés et favorables à cet objet précieux ; et elle s'endort sur la décomposition de
son être. Je la laisse dans ce sommeil, et je pars le
1er octobre 1823, pour le département de l'Hérault,
où je suis retenu par des malades pendant deux mois.

Dans ces entrefaites, la consomption fait des progrès, sans ralentir la faim ni la soif. La malade néanmoins agit, se promène péniblement. Dans le courant
de ce mois de décembre, une grave indisposition la
met dans la nécessité d'implorer le secours de l'art.
Le commérage lui amène le très-humble serviteur

de la médecine expectante , qui lui représente que sa
maladie n'est rien ; et sans chercher à approfondir la
cause de la complication de tant de maux , abuse de la
confiance de cette malade , lui promet guérison , et en
voulant l'y conduire par des voies tout-à-fait opposées
à la saine thérapeutique (comme on va le voir à l'article du traitement), il emploie tous ses efforts scientifiques pour combattre un ennemi dont il ne connaît ni
le caractère , ni la contenance , ni la force , ni le retranchement ; et loin de l'affaiblir , de lui nuire , il
ajoute à son humeur acariâtre, à ses moyens de rigueur
et à l'impossibilité de sa destruction , par un long
usage de médicamens inertes , emplastiques et débi-
litans.

Le Diabétès , aussitôt soutenu et fortifié par cette
seconde et mauvaise administration médicamenteuse ,
acquiert plus d'intensité et plus d'empire ; l'appareil
des symptômes prend un caractère plus imposant ; le
débordement du fluide urineux inquiète les esprits ;
on pèse les alimens et les boissons, tous les jours ; on
en fait autant de l'urine , dont le poids excède de deux
tiers la quantité de ces substances. On veut les soumettre à l'analyse chimique , mais on ne peut réussir
à en obtenir aucun résultat (on en devine la cause).
Trois mois s'écoulent dans cette perplexité désespé-
rante, etc.

Mon retour à Milhau dans le mois de février, invite
cette famille à venir me voir. Peu de jours après, je
lui rends ma visite. Madame Caldesaygues profite de
cette occasion pour me communiquer son pitoyable
état, la nécessité qui l'a forcée d'appeler un médecin ,
et me fait le narré de tout ce qui s'est passé dans mon
absence. Je la couvre de blâme de n'avoir point profité

de mes premiers conseils et du temps opportun pour
la guérison radicale de tous ses maux. *Principiis obsta,
serò medicina paratur.* Je persiste dans mon opinion,
rendue si forte par l'expérience, comme unique ressource, quoique un peu tard, sur l'indispensabilité de
moyens énergiques, déjà proposés pour la destruction
de la cause matérielle qui accable et martyrise le grand
ressort de la vie et trame sa ruine.

Sourde à la voix de la raison la plus naturelle et la
plus évidente, elle me renouvelle ses sentimens pué-
rils, son extrême répugnance pour les purgatifs, et me
fait part de l'opinion contraire. Je lui réplique : hors
de là, point de salut; opinion que je combats par la
démonstration physique des besoins urgens de l'économie vivante et réduite à la dernière extrémité, de
cette foule de symptômes, qui tous militent en faveur
de leur indication si bien prononcée et si évidente;
tels que les plaintes continuelles d'un sentiment
rongeur dant les entrailles, etc., etc., phénomènes
rapportés ci-dessus. N'est-ce pas là autant de génies inspirateurs, autant de témoignages irréfra-
gables qui doivent persuader les plus incrédules,
ébranler la plus grande obstination, éclairer et encou-
rager le plus timide praticien; qui doivent convaincre
d'un entassement de putridités malignes, de son pouvoir oppresseur, désorganisateur, et enfin de l'altération et de l'énervation absolue de tous les agens vitaux
qui en sont la suite nécessaire. Mes preuves, moins morales que physiques, échouent contre l'écueil formidable de la prévention et de l'entêtement. Elle ferme
les yeux à la lumière la plus éclatante des sentimens et
des besoins urgens de la nature; et c'est en vain que
celle-ci réclame depuis long-temps, le plus simple

moyen pour rompre ses chaînes. Je terminai ma discussion par le présage d'une mort très-prochaine.

Après trois mois d'usage de moyens énervans et les plus propres à l'élévation de l'édifice diabétique, on s'aperçoit que l'amaigrissement et les autres signes mortels font des progrès extraordinaires, se couvrent d'un nuage ténébreux, et entraînent l'anéantissement absolu des forces; que tout espoir s'enfuit. On imagine de consulter à Montpellier; le médecin ordinaire, M. Mi***, qui avait promis guérison, est chargé de faire l'histoire de la maladie, et il en fait une description relative à son opinion et aux faits symptomatiques, moins historiques qu'imaginaires. Les médecins consultans basent sur cette fable descriptive leurs opinions, leur conseil, et le mode de traitement le plus convenable à cette périlleuse circonstance; et c'est aux traits défigurés de ce tableau symptomatique que l'on doit rapporter la continuité de l'erreur du nouveau traitement, qui en douze jours a précipité l'infortunée malade dans les ténèbres de la nuit éternelle. Eh! qui ne succomberait sous la rigueur d'une administration médicamenteuse et diététique qui révolte la raison et la nature?

On dévore en même temps les livres, on recueille avec avidité les opinions disparates sur le Diabétès; mais toutes roulent autour du cercle de Rollo; son traitement baroque est pris en considération et mis en pratique. Les parens de la malade, plus judicieux que les médecins, se soulèvent et s'indignent des propositions d'une telle méthode. Le docteur, pour la justification de ces hautes lumières, court chez lui prendre le *Nouveau Dictionnaire de Médecine pratique et de Chirurgie*, et va mettre sous les yeux de cette fa-

mille affligée, l'article *Diabétès* où M. P*** *propose*
les instrumens qui doivent sous peu ravir la vie à l'objet de tant de sollicitudes. *Inter cæcos reges sunt unoculi.*
La lecture de ces passages diabétiques fait souscrire
aveuglément au traitement *proposé*, qui se trouve conforme à celui de Montpellier. La victime est prête,
tout est d'intelligence, tout conspire contre elle. L'action des brûlots anglais commence, et c'est, grand
Dieu! le génie français qui les avoue, les dirige; et
bientôt après, elle expire dans les flammes.

Est-il possible que le discernement médical soit toujours en défaut, et assez pauvre pour adopter avec
confiance un tel mode de traitement, et l'adapter à
toutes les circonstances de cette maladie, à tous les
tempéramens, à tous les âges, à tous les sexes, à toutes
les conditions diabétiques; d'en faire enfin, comme
des sangsues, une selle à tous chevaux! Aussi les malheurs qui accablent l'humanité dépendent-ils toujours des raisonnemens faibles et incertains, des prestiges de l'imagination et de la routinière impulsion.

Si la clinique des plus grands médecins a été quelquefois fautive, quoique guidés par l'expérience, et
quoiqu'ils eussent sous les yeux leurs malades, qu'ils
fussent très-célèbres dans l'esprit de la plus juste appréciation des divers principes constitutifs de l'homme,
de la maladie, de ses complications, et qu'ils les interrogeassent scrupuleusement les uns après les autres; si leurs interprétations ont été défectueuses; si
leurs pas se sont égarés quelquefois dans ces sentiers
obscurs et tortueux, quoique précédés du flambeau
de connaissances scientifiques et habiles à dévoiler le
spectacle imposant des phénomènes de la nature souffrante; eh! si ces génies transcendans n'ont pas été

9

exempts d'erreur, comment ces hommes superficiels,
de dure conception, plâtrés de lettres de crédit et de
complaisance fatale, peu initiés dans les sentimens
mystérieux de la nature, ces fantômes médicaux, pour-
ront-ils avec le secours de livres pleins de paradoxes
et de sophismes qui n'ont, du reste, qu'une langue
morte, se promettre d'expliquer l'importante énigme
des diverses constitutions de l'espèce humaine, de la
nature des affections propres à chacune d'elles, la
cause prédisposante, l'action de cette même cause qui
détermine les élémens morbides à prendre tel ou tel
caractère, à agir de telle ou telle manière; les notions
exactes de cette matière virulente, qui altère, trouble,
désorganise l'économie vivante et saine, engendre les
symptômes les plus compliqués; complication qui prépare la chronicité, et celle-ci souvent l'incurabilité?

L'on aura beau consulter leurs chapitres, leurs pages
les plus savantes et les plus descriptives des phénomènes
morbides; faire le plus grand rapprochement, mettre
le plus d'évidence possible; pas un mot ne certifiera
que tel individu malade est doué de telle ou telle constitution, plus ou moins forte, plus ou moins irritable,
plus ou moins susceptible d'égards et de ménagement;
qu'il est atteint de telle ou telle affection morbifique,
originaire ou acquise, de telle ou telle complication
idiopathique ou sympathique; que la principale lésion
organique réside tout entière dans tel ou tel viscère, etc., etc.; pas un mot ne vous indiquera la pré-
férence à accorder à tel ou tel médicament, à propor-
tionner l'action de celui-ci à la rigueur des circonstances
et au besoin souvent trompeur de la nature; pas un mot
ne vous désignera le temps opportun de la juste application d'un remède approprié, ni ne rendra sensible

son indication ; pas un mot ne signalera l'organe coupable de la principale lésion , ni le véritable caractère
de son premier mobile ; pas un mot ne vous fera pressentir la vérité de son essence; pas un mot ne vous
mettra à même de distinguer les différentes complications qui troublent et égarent la science thérapeutique ;
pas un mot ne dessillera vos yeux , n'éclaircira vos
doutes, ne rassurera votre main tremblante, ne fixera
votre opinion , ne confirmera votre jugement; pas un
mot ne vous expliquera les difficultés épineuses qui
compliquent tant de maux ; pas un mot ne vous ou-
vrira la voie des importantes notions aitiologiques ;
pas un mot enfin, si la précieuse sagacité vous manque,
si vous avez négligé l'étude de la nature et de l'énergie
de ses ressorts , ne vous montrera la route de prédi-
lection qui peut vous conduire glorieusement à l'objet
de tant de sollicitudes et vous faire vaincre les difficultés qui embrouillent votre esprit et votre raison ?
Les livres (1) entre les mains de l'impéritie sont semblables à des navires , pourvus de leur boussole , de
leurs agrès et apparaux, et confiés à des matelots qui
n'ont d'autre aptitude que la fatale présomption pour
aller parcourir l'élément liquide et braver tous les dangers qui flottent à sa surface. Dès-lors, le naufrage des
personnes , livrées de part et d'autre à l'impéritie , est
inévitable.

C'est pourtant avec le secours de divers conseils et
de ces livres que l'on a entrepris la guérison de cette
dame , et que l'on a très-humblement fléchi le genou

---

(1) La traduction des livres latins de la science médicale en
langue vulgaire; est devenue le fléau le plus redoutable du genre
humain.

devant l'absurde traitement de Rollo, qui, pour la cure du robuste Mederith, a fait peut-être mille victimes, au nombre desquelles doit être comptée celle-ci. Tel est le sort du genre humain; et il se perpétuera autant de temps que l'art se copiera servilement et adoptera aveuglément les opinions erronées. On soumet cette infortunée malade au même régime; viandes à relent, bœuf, mouton, cochon aussi gras que possible, salaisons les plus rances, sang plein de graisse (1); toniques les plus incendiaires, astringens les plus forts, pilules analogues à l'esprit de curation systématique, frictions cantharidiques, application de la fameuse ceinture, etc., etc. Enfin elle a cessé de vivre le douzième jour de ces moyens mortifères;

> Et l'on s'est convaincu que ce beau traitement
> N'est rien moins qu'un billet de prompt délogement;
> Que la raison d'accord avec l'expérience
> Fera seule briller l'esprit de la science.

Le docteur, accablé de remords, et voulant jeter un voile obscur sur son présomptueux amour-propre et éclairer son erreur, demande l'ouverture du cadavre, que les parens refusent avec indignation; mais l'importune sollicitation triomphe, et la famille ne l'accorde que sous la condition expresse que je présiderai à cette intéressante opération, après laquelle je soupirais pour me convaincre des ravages de la maladie, du traitement tonique et du régime auxiliaire, et me mettre à même d'en donner une description fidèle. Mais ce médecin, intéressé à écarter des yeux trop

---

(1) Régime que je lui avais expressément défendu comme cause secondaire. Mais, *tot capita, tot sensus.*

clairvoyans, réclame ceux d'un jeune praticien (élève
de l'école du Val-de-Grace, flegmasite et sanguiste fameux), et la dextérité de sa main, pour remplir ses
vues secrètes. Dans la nuit, ils vont procéder à l'ouverture de ce cadavre, en présence de quelques membres
de cette famille qui réclament mon assistance; mais les
gens de l'art prétextent mon absence. Voici le rapport
fidèle que m'a fait un parent, spectateur attentif, qui
tenait le flambeau.

« L'état extérieur du cadavre, m'a-t-il dit, faisait
» horreur; il était d'un jaune brun, parsemé d'une in-
» finité de taches livides plus ou moins grandes, ridées
» comme du parchemin; le visage d'un jaune noirâtre;
» les yeux retirés dans le fond de l'orbite; les pommettes
» saillantes; le nez racorni; les lèvres, la langue et le
» pourtour de la bouche noirs et brûlés; le ventre ex-
» trêmement ballonné, couvert de grandes taches noires
» et dures; les extrémités grêles, exténuées, etc. A peine
» l'incision longitudinale a été pratiquée sur l'abdomen
» qu'il s'est fait une forte explosion d'un gaz si méphi-
» tique qu'il a fait reculer tous les spectateurs. Après la
» fin de l'expansion de ce fluide aériforme, on a porté
» le bistouri sur le ventricule alimentaire, dont l'ou-
» verture a encore laissé échapper une vapeur brûlante
» et infecte, qui a de nouveau éloigné tout le monde.
» Cet organe renfermait une matière épaisse et noire
» comme de la poix, entremêlée de parties blanches,
» grenues, chocolacées, filandreuses et compactes; les
» orifices supérieur et inférieur de ce viscère racornis
» et noirs comme de l'encre; son corps tout rabougri;
» les intestins remplis également de corruptions mé-
» phitiques, de matières poisseuses de toutes couleurs,
» leur diamètre considérablement rétréci, et principa-

» lement le duodenum ; les reins et la vessie dans un
» égal désordre, mais relâchés et pleins d'une espèce
» de marmelade jaune et noire ; la matrice pas plus
» grosse qu'une amande ; le vagin entaché d'excoria-
» tions ; le foie petit et noirâtre ; la vésicule du fiel pleine
» d'eau jaune ; le diaphragme racorni et noirâtre ; la
» poitrine sphacélée, etc., etc. » En voilà bien assez, sans
doute, pour peindre le triste résultat de cette maladie,
ou, pour mieux dire, de son traitement incendiaire.

Il faut ajouter à nos réflexions la triste idée, qu'à
des maux réels et terribles, qui travaillent à la décomposition des êtres vivans, l'esprit de système et imi-
tateur n'oppose que des moyens chimériques, et, par
là, très-dangereux. Il est vrai qu'il est des circonstances
de causes qui échappent à une juste appréciation ; mais
pour l'intérêt du malade et pour la gloire de la science,
il importe essentiellement de ne pas se livrer à l'arbitraire, au doute, à l'impulsion étrangère, presque
toujours funeste à notre objet. L'expérience de tous
les jours nous apprend que la polysidonie (multipli-
cité de conseils) cause beaucoup de malheurs et de
regrets ; qu'il est très-prudent de se tenir en garde
contre l'esprit frivole et présomptueux, qui n'a d'autre
conscience que celle de l'amour-propre, qui ne sait
point que l'étude de la nature est la planche du salut,
la plus intéressante et la plus instructive pour le
triomphe de la science pratique ; qu'il faut sans cesse
interroger l'état physique, la principale lésion des organes, d'où émanent les affections secondaires et sympathiques, et qu'il faut savoir faire la différence des
symptômes de celles-ci d'avec ceux de celle-là ; qu'il
faut, sur toutes choses, approfondir et consulter les dispositions idiosyncratiques (disposition propre à chaque

constitution particulière). Une des considérations
les plus importantes de l'art de guérir, est celle de
mettre en harmonie ses idées thérapeutiques avec les
lois fondamentales de la nature malade, et avec les
moyens propres à rectifier ses écarts sans ajouter à
leur infraction.

Si l'expérience, suivant Hippocrate, est souvent
trompeuse (*judicium difficile, experientia fallax*), c'est
qu'elle est rarement revêtue du caractère de certitude
physique, et qu'elle se plie complaisamment à l'action
imaginaire. Dès-lors, le champ de l'erreur s'agrandit,
et ses fruits amers se transmettent d'âge en âge pour
empoisonner l'espèce humaine. Si l'expérience était
calquée sur les véritables désordres physiques, sur
leur émanation directe et sur le vrai caractère de la
cause efficiente; si elle était exacte, elle serait juste, et
il ne pourrait plus exister de milieu entre l'erreur et
la vérité, parce que l'une est l'antagoniste des autres;
qu'une est l'enfant chéri des visions, et l'autre des principes immuables, seuls propres à porter dans l'ame
l'éternelle conviction de la solidité, du discernement
et du jugement des affections humaines. L'erreur est
la mère féconde des calamités, la fausse lumière qui
éblouit presque toujours, échauffe l'imagination, impose silence à la raison, si elle veut se montrer, et
donne naissance à de brillantes hypothèses, qu'on a
soin d'embellir du nom pompeux de doctrine, qui sé-
duisent, entraînent et captivent les jeunes esprits sans
maturité, sans expérience, sans réflexion, enthousiastes
d'un misérable merveilleux; crédules sans défiance, et
incapables de s'élever à la hauteur d'un sentiment tant
soit peu soupçonneux. Il suffit qu'une éloquente énergie
frappe leur ardente imagination, pour qu'ils ajoutent

une foi inébranlable à ses oracles, qui ne sont, la plupart du temps, que de grossiers sophismes, source inépuisable de l'incurabilité des maladies; et ces sortes d'inculcations donnent la perpétuité aux abus, etc.

Si les faits allégués manquent de certitude, les idées flottent dans le vague de l'opinion; elles n'ont rien de fixe, et ne conservent pas même un air de vraisemblance. Le règne des suppositions ne présente que des probabilités, qui ne peuvent acquérir de consistance et de force que par la démonstration théorico-mathématique des causes, qui en détermine clairement les effets; et cette démonstration ne sera fidèle qu'autant que la thérapeutique reposera sur les seuls et uniques fondemens de l'altération et de la dépravation des fluides; et cette dépravation des sucs vitaux que tous les sens rendent journellement si palpables, ne peut qu'entraîner la ruine totale du mécanisme animal. Sans l'admission de ce principe désorganisateur, mis en évidence depuis le commencement des siècles, et rendu inaltérable par l'énergique langage de l'expérience qu'on ne saurait invoquer en vain, la science sera à jamais illusoire, une déception funeste; et l'on ne parviendra désormais à éclairer l'art de faire le bien, à ouvrir les portes du salut, que par une profonde investigation.

Xᵉ OBSERVATION.

Mademoiselle de la Gineste, âgée d'environ trente ans, d'une constitution bilieuse, habitante du village de la Bastide, canton et arrondissement de Saint-Afrique (Aveyron), tombe, malgré un appétit et une soif extraordinaires, dans un état d'amaigrissement, qui

frappe moins les parens que les étrangers. Sa famille,
qui la voit d'un si grand appétit, ne peut soupçonner
en elle aucun genre de maladie, et ne s'occupe nullement du changement sensible qui s'opère sous ses yeux.
Elle ne fait aucune attention à cette métamorphose,
qui remplit l'esprit étranger et observateur. Elle s'a-
veugle sur son état d'émaciation, tandis qu'il étonne
tous ses voisins. Elle ne cesse d'admirer la continuation merveilleuse de son appétit, de son altération, de
son exercice et de ses habitudes. Les autres remar-
quent les traits de son visage et les progrès de sa maigreur. Cet état reste le même, pendant huit ou dix
mois, au bout desquels la décomposition frappante
de son visage, son exténuation, sa faim canine, sa soif
ardente réveillent enfin l'attention de sa famille, et
lui fait soupçonner quelque chose d'extraordinaire en
elle.

Vers la fin de septembre 1823, toutes les opinions
se réunissent pour l'affirmative d'un levain morbide,
dont l'action stimulante excite la faim et la soif désordonnées. On examine de plus près, elle captive la
plus rigoureuse attention de la famille. La domestique
annonce que tous les matins, depuis fort long-temps,
elle verse un grand vase plein d'urine très-écumeuse,
semblable à de la savonnade (eau de savon) du poids
d'environ huit à dix livres. Eh! personne ne recueille
cette idée lumineuse?

La crainte de l'imminence d'une maladie sérieuse
chez cette demoiselle, commence à exciter la sollicitude des parens, qui ne voulant pas l'alarmer, font
arriver adroitement, comme passant pour aller ailleurs, le médecin Br**, qui après un long examen
les rassure, et leur dit que cette maladie n'est rien;

sans s'occuper d'aucune manière à interroger l'importance des phénomènes, cette maigreur qui frappe tous
les yeux et inquiète tous les esprits ; sans chercher à
dévoiler leur cause, à analyser les faits, à éclaircir les
doutes, et sans prendre, comme à son ordinaire, aucune information judicieuse sur le commencement et
les progrès de la maladie la plus cruelle, parce qu'elle
est la plus trompeuse quand on la méconnaît, parce
que, semblable à un feu qui couve sous la cendre, elle
mine insensiblement les facultés vitales et ne fait souvent son explosion qu'aux angoisses de la mort. N'é-
tant pas commune, ou pour mieux dire peu connue
de l'esprit borné et frivole, elle trompe souvent les
parens et les praticiens peu familiarisés avec cette
diathèse et qui s'occupent rarement de scruter le
fond des maladies et du *d'où vient cela ?* Celui-ci
s'abuse sur la gravité de cette maladie, se borne à
rassurer les parens, à dissiper leurs craintes, et, comme
de coutume, part sans rien ordonner. Il est vrai que,
quand on n'aperçoit aucun danger, on ne peut inviter
à se tenir sur ses gardes, et à prendre des remèdes,
dont le choix embarrassait peut-être.

Le mal empire, l'inquiétude de la famille augmente.
Au bout de quinze jours, on appelle de nouveau le médecin qui, invité à mieux examiner la maladie, n'y
trouve encore rien de remarquable ; mais voulant
avoir l'air de dire quelque chose pour couvrir son défaut de perspicacité, il va se rappeler qu'un frère de la
malade était mort des suites d'une dissolution. Aussitôt il demande à voir ses jambes, où il imagine une
légère tension œdémateuse, et lui prescrit l'usage de
mou de veau ou de mouton avec quelques simples, etc.
(C'est pour la première fois qu'on a vu conseiller

l'usage des mucilagineux, des corps gras, pour détruire des empâtemens visqueux, etc.: certes ceux-là
étaient purement imaginaires). Le troisième jour, elle
est forcée de les abandonner, ayant manqué la tuer
par un poids énorme dans son estomac. Le Diabétès,
et non pas l'œdème supposé, fait des progrès plus rapides; les symptômes se prononcent plus énergiquement, les maux de tête deviennent plus aigus, les flatuosités, les nausées, etc. augmentent d'intensité; la
fièvre redouble, l'urine devient plus abondante, plus
écumeuse, plus trouble, plus laiteuse, diminution de
faim, augmentation de soif.

D'autres visites du médecin se succèdent, et ne sont
pas plus heureuses ; sa pénétration d'esprit reste toujours en défaut; l'affection diabétique n'est pas reconnue, malgré l'inondation des urines. Un traitement
tout-à-fait contraire lui est appliqué et avance le terme
fatal. C'est alors seulement, à l'anéantissement de ses
forces, à la perte totale de ses belles couleurs, à son
amaigrissement extrême qu'elle se reconnaît enfin bien
malade. Le mois d'octobre s'écoule dans une angoisse
générale, dans une soif ardente et dans un grand dégoût pour toute sorte d'alimens. On a beau question-
ner le médecin, lui demander quel est le caractère de
cette affreuse maladie, qui, depuis un an, mine les
fondemens de la vie la plus robuste, avec un appétit
dévorant, pendant fort long-temps ; quelle est la cause
de tant de phénomènes trompeurs et devenus, tout à
coup, des plus sinistres. Cette énigme devient, pour
lui, inexplicable, et il se renferme dans l'explication
du désordre qu'occasione le défaut de menstruation.
Les emménagogues sont en conséquence préconisés;
mais quatre jours après, son illusion s'est évanouie. Il

change de langage au moment où la machine croule,
où les forces abandonnent la malade. L'afflux d'urine
est devenu plus considérable, la qualité en est plus
mauvaise, plus épaisse, plus écumeuse, plus bourbeuse; cette écume semble surchargée d'amidon, et
reste plus de vingt-quatre heures sans se dissoudre; la
décomposition totale des organes est manifeste, la
mort approche.

Le 6 novembre, elle tombe dans l'agonie, qui con-
trarie beaucoup le pronostic heureux du médecin,
en voyant expirer, le lendemain, la victime de son
impéritie; ce qui fera toujours répéter ma sublime
maxime, *incognita causa, nulla spes erit ultra;* car il ne
s'était jamais douté qu'il existât une maladie connue
sous le nom de Diabétès, qu'un autre médecin appelé
la veille de ce terme fatal, lui fit connaître.

Telle est l'histoire fidèle que m'a faite une très-
proche parente de cette infortunée malade; et elle a
ajouté que son linge était, depuis fort long-temps, extrêmement roide et comme couvert d'une couche d'em-
pois, luisant comme s'il y avait des lames d'argent;
que la salive, très-abondante, était à peu près de même
nature, mais douceâtre comme du miel, suivant le récit de la malade; ce qui ne laisse aucun doute sur
l'existence du Diabétès sucré.

XIᵉ OBSERVATION.

On m'a rapporté à Paris, que M. Née, ancien secré-
taire de la section de législation du conseil d'état, était
tombé malade, deux ans environ avant sa mort; que
sa maladie avait fait des progrès constans; qu'il avait
une faim canine et une soif que rien ne pouvait satis-

faire; que les viandes les plus substancielles ne suffisaient jamais à l'avidité de son estomac; qu'il se plaignait sans cesse après ses repas, de langueurs dans les
organes de la digestion ; souvent de douleurs abdominales, de continuelles flatuosités, de rapports nidoreux, parfois, de coliques, de démangeaisons cuisantes
à la gorge, de pâtosités fétides à la bouche, de migraines fréquentes, etc., etc.; qu'il apaisait toutes ces
incommodités en mangeant sans cesse; qu'il urinait
continuellement et en abondance; que sa bouche était
toujours sèche, ses lèvres livides, ses yeux fixes et ha-
gards, son moral très-hargneux, ses paroles brusques,
sa maigreur sensible à tous les yeux; que sa faiblesse
devint extrême, qu'alors il ne quitta plus sa chambre,
que bientôt il fut forcé de s'aliter ; que dès ce moment
il avait renvoyé son médecin pour n'avoir pas connu
son mal, pour ne pas lui avoir procuré aucun soulage-
ment, et qu'enfin il avait appelé à son secours le docteur Mongenot, qui dit à la personne qui m'a fait
l'histoire imparfaite de cette maladie, qu'il était convaincu que la maladie de M. Née n'était autre chose
que le Diabétès sucré qui avait été méconnu, en
ajoutant qu'il craignait fortement d'avoir été appelé
trop tard. En effet, M. Née ne tarda pas à terminer sa
douloureuse carrière.

Je pourrais rendre compte d'un plus grand nombre
bre d'observations que j'ai recueillies à Albi, à Montauban, à Toulouse, à Agde, à Pézénas, etc., etc. Mais
elles rentrent toutes, à quelques différences près,
dans la classe des causes idiopathiques, dont les animaux mêmes ne sont pas exempts; et si l'école vétérinaire cherchait à agrandir le cercle de ses découvertes,
elle en trouverait une bien précieuse dans l'affection

diabétique des brutes, jusqu'ici sans contredit ignorée.
Le hasard, souvent plus puissant que le génie de
l'homme, m'a mis à portée de me convaincre de cette
vérité, et de me faire saisir la circonstance de cette maladie, qui affecte, indistinctement, tous les êtres de l'a-
nimalité à dispositions voraces, à élaboration digestive
plus ou moins pénible, à résultats chymeux plus ou
moins vicieux. (Les physiologistes ont appelé chyme
la pâte qui résulte de la digestion.)

Comme la gloutonnerie est un des grands vices des
quadrupèdes, il n'en est pas un, par conséquent, qui
ne soit exposé aux excès de l'intempérance, à la surcharge alimentaire, à des fortes indigestions, les vo-
latils mêmes (1); indigestions qui causent tant de désordres et de dangers, parmi lesquels on doit comprendre l'affection diabétique de tous les êtres à
sécrétion abondante d'urine ; car la même cause doit
nécessairement produire les mêmes effets chez tous les
individus du même règne, et si l'on ne s'est pas convaincu de cette grande vérité, c'est que l'homme, naturellement paresseux et insouciant, n'a jamais osé
entreprendre la tâche pénible d'innombrables observations qui lui seraient infiniment utiles; je ne dis pas
sur la généralité des animaux, ce qui deviendrait im-
praticable et impossible, mais bien sur les animaux
domestiques que nous affectionnons le plus, tels que
les chevaux, les mulets, les bêtes à cornes, à laine (2),
les chiens, etc., chez qui l'on découvrirait une grande

(1) Que de chats, de chiens, de cochons, de bêtes à laine, de
volaille, de pigeons privés, fuyards, etc., ne voit-on pas vomir!
(2) Un boucher de Pézénas (Hérault) m'a fait cadeau d'un calcul
urinaire du volume d'une grosse noix, d'une surface très-grenue
et de couleur argentine, trouvé dans la vessie d'un mouton.

partie des maladies du genre humain, et surtout de celles qui dépendent du vice de la digestion et de l'intempérie des saisons, des travaux excessifs, de l'imprudence de les exposer, en état de sueur abondante, au contact d'un air froid, ou de les faire boire chauds et suans, etc. Pour convaincre le lecteur de la vérité de ces faits diabétiques, je vais rapporter les trois observations suivantes.

PREMIÈRE OBSERVATION. (Sur les animaux).

M. de Rouvrai, habitant de la paroisse du Terrier-Rouge, juridiction du Fort-Dauphin, département du Cap-Français, île Saint-Domingue, possédait un cheval de la plus rare beauté : cet animal captivait toute son attention. Un domestique nègre n'était occupé que des soins de cette bête, qu'on ne nourrissait que de têtes de maïs (gros mil, blé d'Inde ou de Turquie), et deux ou trois fois par jour, on lui donnait un boisseau de grain de cette plante (1). Il était parvenu, par ce régime, au dernier degré d'obésité (excès d'embonpoint). A l'âge de six ans, on le voit maigrir prodigieusement; et plus il maigrit, plus il mange et plus il boit. Au bout d'un an il devient étique. Dans cet intervalle, tous les médecins vétérinaires sont mis en réquisition, les uns après les autres, et leur science échoue complètement contre cette déperdition de substance vitale, dont ils ne peuvent concevoir la cause qui implique une si grande contradiction avec le repos absolu, la voracité et la soif démesurée de l'a-

---

(1) Tout le monde connaît la qualité nourrissante, échauffante et engraissante de cet aliment.

nimal et sa maigreur extrême, dont l'aspect fait la désolation de son maître.

Dans ces entrefaites, M. de Rouvrai donne un grand
repas à ses amis des villes du Cap, du Fort-Dauphin et
de son voisinage, au nombre desquels je compte. Avant
dîner, les convives rassemblés, il parle de l'affliction
qu'il éprouve de la perte très-prochaine de son cheval
favori, dont la beauté faisait naguère l'admiration
de tout le monde, auquel nous allons incontinent
rendre visite, en corps. Nous ne trouvons qu'un squé-
lette hideux, une peau collée sur une charpente osseuse,
mangeant avec voracité des têtes de maïs (on appelle
tête de maïs, le bout supérieur de la plante, coupé
tout près de l'épi). Le palefrenier nous dit que c'est le
même appétit depuis un an, et qu'il boit autant qu'il
mange. Dans le même moment, le cheval se met à uriner pendant près d'un quart d'heure. J'observe que
l'urine est très-épaisse, de couleur de café au lait,
laissant à terre une écume grumeleuse, argentine. Je
saisis cette circonstance, certes, par manière d'acquit
et par esprit de curiosité pour lui demander s'il urinait souvent, et si les urines avaient été toujours aussi
troubles et aussi abondantes; à quoi il répond qu'il ne
cessait, depuis plus de dix mois, de manger, de boire
et d'uriner excessivement. L'idée alors de la possibilité du Diabétès me vient dans l'esprit, et j'en fais
part à la compagnie, en engageant M. de Rouvrai à
ordonner à son domestique de rester auprès de ce
malade, et d'avoir sous sa main un grand vase pour recueillir soigneusement toutes les urines.

Nous allons nous mettre à table. Au bout de deux
heures, le nègre vient nous dire que le pot est plein,
et qu'il a uriné deux fois très-copieusement. Je me fais

porter le vase ; j'en pèse le contenu, qui me donne un
poids de vingt-deux livres d'urine très-bourbeuse,
mousseuse, d'odeur de mélasse aigre, de couleur savonneuse. Je recommande de conserver encore toutes
celles qu'il rendra, jusqu'au moment de mon départ.
Au bout de trois heures, je suis averti que le pot est
rempli de nouveau ; même poids. Sur les huit heures
du soir, au moment de mon départ, seize livres : ce
qui fait un total de cinquante-neuf livres, depuis onze
heures du matin jusqu'à huit du soir. Je suis alors convaincu que la maladie de cet animal n'est autre chose
que le Diabétès. Je confirme mon opinion, à cet égard,
à la société et à M. de Rouvrai, qui me prie instamment
de coucher chez lui, pour pousser plus loin mes observations sur cette heureuse découverte, et me mettre
à même d'examiner plus scrupuleusement cette maladie et de lui donner des conseils pour la guérison de
son cheval. Je condescends à ses désirs. *Omnia vincit
fidelis observatio.*

Après avoir mis le malade à la diète, nous prolon-
geons la veillée jusqu'à minuit, pour remarquer si l'a-
bondance d'urine sera aussi grande. Je porte mon
toucher sur la carotide droite, qui bat avec une force
volcanique, dont les pulsations s'élèvent jusqu'à 156,
164 par minute, parmi lesquelles j'en découvre beaucoup de dicrotes. A minuit, je pèse les urines qu'il a
rendues depuis sept heures. Leur quantité est de vingt-
huit livres et demie. Le lendemain, de grand matin,
nous nous rendons à l'écurie. Cette pauvre bête, tour-
mentée par la soif, plus sans doute que par la faim,
hennit, trépigne, s'agite en tout sens, regarde la porte,
tire sur le licol, semble sourire à tout le monde et
demander la grace d'aller éteindre le feu qui dévore

ses entrailles. Mais l'expérience que je méditais ne me permet pas de lui accorder cette faveur et de satisfaire son ardent désir ; car je voulais savoir si la privation de nourriture et de boisson diminuerait la quantité d'urine, qui fut, depuis minuit jusqu'à six heures du matin, de trente-six livres. La diète absolue ne l'empêchant pas d'uriner aussi copieusement qu'à son ordinaire, il en avait encore rendu dix-huit livres, depuis six heures du matin jusqu'à midi, ce qui fait à peu près, dans vingt-quatre heures, cent neuf à cent quinze livres. Celles de la veille, que j'avais fait garder, étaient en état de fermentation considérable, très-épaisses, à grumeaux caséeux, de couleur de savon gris, de saveur et d'odeur de gros sirop corrompu.

Je fais donner à manger au malade ; il dédaigne ce soin. Je lui fais présenter trente livres d'eau qu'il boit avec avidité, jusqu'à la dernière goutte, en m'exprimant par ses regards gracieux sa reconnaissance, que cette quantité est insuffisante pour apaiser sa soif. Après mon refus pour une plus grande quantité, il se décide à manger vingt livres de tête de maïs (il est bon de faire remarquer que la nourriture des animaux, dans ce pays-là, est toujours verte). Pour mieux observer la qualité et la quantité des urines, je diffère mon départ jusqu'au soir, sans lui donner d'autre nourriture ni d'autre boisson ; et rien n'est changé dans le cours des urines, même quantité et même qualité.

Avant de partir, je fis sentir à M. de Rouvrai la nécessité de le nourrir avec des herbes rafraîchissantes, telles que les herbes de Guinée (chiendent de la plus grande beauté, dont ce pays abonde) et autres de la même espèce, pendant quatre jours ; de lui donner ensuite une once de jalap délayé dans deux livres de décoction de casse bien concassée ; de le faire boire, ce jour-là, au blanc, à la dose de deux ou trois pintes et tiède, pendant plusieurs fois dans la journée, et de ne lui donner à manger que huit ou dix livres d'herbe de Guinée, sur les quatre heures du soir. Le lendemain, même régime rafraîchissant ; et, le jour suivant, moitié de la dose du jalap, préparé de même ; et, après cinq ou six jours du même régime, autant. Dès mon départ, M. de Rouvrai fait venir son médecin vétérinaire pour l'exécution de mes conseils, qui réussirent si bien que le cheval fut guéri radicalement, dans l'espace d'un mois, après avoir rendu cent dix vers et beaucoup de matières corrompues, glaireuses, bilieuses, poracées, et un large tissu de ces mêmes matières.

M. de Rouvrai, ne se possédant pas de joie de la guérison de son favori, m'écrivit, le 28 mai 1786, pour m'inviter à me réunir, trois jours après, à quelques amis qui devaient se rendre chez lui pour dîner, et me faire jouir de mon triomphe sur la cause de l'émaciation de son cheval. Le jour indiqué, nous nous rendons à son invitation ; et la première chose dont il nous entretient, c'est de son bien-aimé, qu'il s'empresse de nous faire voir tout-à-fait changé à son avantage. Plus de faim vorace ni de soif ardente. Il nous raconte qu'il avait rendu, par les selles du premier purgatif, quarante-deux vers, noyés dans des matières plâtreuses, semblables à de la colle de poisson, d'une infection épouvantable, de toute couleur, etc. ; dans celles du second, quarante-six vers, des excrémens de même nature ; dans celles du troisième, vingt-deux avec des fécalités aussi mauvaises ; que, dès ce moment, la faim

et la soif dévorantes avaient disparu ; qu'il n'avait plus
fléchi sur ses jambes, et qu'il se remettait à vue d'œil.

Il est donc physiquement démontré que la cause
immédiate, et cruellement exaltée, résidait absolument dans les organes de la digestion, laboratoire du
bien ou du mal, et qu'elle consistait en saburre pu-
trido-vermineuse, dont la brûlante fermentation ir-
ritait, enflammait non-seulement ces organes, mais
encore tous les viscères abdominaux et tous les systèmes des fluides ; et 110 vers aiguillonés, mutinés par
cette fermentation acide, ne devaient pas peu contribuer à l'embrasement de cette économie vivante et
vigoureuse, qui ne soupirait qu'après un déluge d'eau
pour l'éteindre, et après la délivrance de la cause incendiaire.

Le lecteur sensé et réfléchi ne pourra donc se défendre d'abjurer l'opinion erronée du *relâchement du
tissu rénal, de la fatigue des organes urinaires*, etc.,
et de convenir que de pareilles chimères seront toujours funestes à la vie animale, par leur tradition servile d'âge en âge, et qu'elles ne font pas honneur au
ton doctoral. Une sage réflexion conduira encore ce
même lecteur au jugement qu'il doit porter sur l'usage
des *toniques*, des *astringens*, etc., etc., puisque ces
mêmes moyens, tant préconisés, ont plongé dans l'a-
bîme diabétique et à deux doigts de sa perte le vigou-
reux cheval. Eh ! quelle sera la constitution humaine
qui pourra leur résister, puisque celle-ci a été sur le
point de succomber, et que la seule puissance du hasard l'a retirée des bords de la voirie ?

M. de Rouvrai, ayant entretenu souvent la société
de la maladie de son cheval et de sa guérison, apprit
de la bouche de plusieurs habitans que pareil cas était

arrivé, non-seulement à leurs chevaux mais encore à
leurs mulets, nourris de maïs et de tête de cannes
à sucre; que quelques-uns d'entre eux, gros et gras,
avaient péri d'une maigreur étique, et que l'on avait
remarqué qu'ils se fondaient, tous les jours, en urines.
Ces messieurs résolurent, alors, de me prier de leur
donner la description de cette maladie, que j'avais
nommée Diabétès, de ses causes prédisposantes et éloignées, immédiates et déterminantes, afin de prévenir
les pertes énormes qu'ils étaient dans le cas de faire
tant en nègres qu'en animaux de toute espèce. Je sous-
crivis, avec grand plaisir, à leurs vœux, et je m'empressai d'envoyer à M. de Rouvrai l'avis suivant.

Le Diabétès, ou écoulement excessif d'urine, n'est
autre chose qu'un effet de la dépravation des organes
de la digestion chez tous les animaux; et celle-ci n'a,
et ne peut avoir lieu, que par les excès multipliés des
corps gras, trop nourrissans, empâtans et trop échauf-
fans; et, dans la classe de ceux-ci, on peut comprendre
le maïs, tige et grains, les têtes de canne à sucre, etc., etc.
De là vient que les nègres, qui ne vivent que de grains
de maïs rôtis ou bouillis, de patates, etc., sont fort sujets
à cette maladie, ainsi que les animaux qui ne vivent
que de cette plante. Il importe donc essentiellement
aux habitans de modifier le genre de vie de ces êtres,
en substituant, de temps en temps, les plantes rafraîchissantes aux échauffantes, pour prévenir des désordres souvent irrémédiables, parce qu'on ne s'occupe
guère d'en chercher la cause; et, dans tous ces cas
pathologiques, la médecine, soit humaine soit vétérinaire, doit fixer toute son attention sur les diverses
causes de cette perfide affection, dont le Diabétès
n'est que le symptôme le plus caractéristique et le

plus saillant, entraînant à sa suite la désorganisation animale et l'émaciation, dont on ne peut se
promettre une guérison radicale qu'en rétablissant
l'ordre dans les facultés digestives par des rafraîchissans et des purgatifs, pour l'expulsion totale de
la cause efficiente, matérielle et corrompue, source
de presque toutes les maladies.

Cet avis, inséré dans les journaux du Cap et du
Port-au-Prince, vers la fin de juillet 1786, donne l'é-
veil à tous les propriétaires et aux médecins des deux
classes, qui tous fixent leur attention sur le cours des
urines, de l'amaigrissement, et l'on ne tarde pas à découvrir la fréquence de cette maladie, qui ne s'était
jamais présentée à l'esprit des gens de l'art, ni des habitans (la plupart de ceux-ci médecins-praticiens);
maladie dont on arrête bientôt les progrès par les
moyens indiqués. Les médecins vétérinaires des villes
du Cap et du Fort-Dauphin, ainsi que plusieurs propriétaires, m'ont dit, en me témoignant leur vive reconnaissance, qu'ils avaient, depuis cette découverte
diabétique, rencontré plusieurs animaux infectés de
ce vice, et qu'ils les avaient guéris promptement par
mon mode de traitement et par le changement de régime.

Je pourrais citer d'autres exemples de l'infection
diabétique sur des animaux de la même espèce, et
donner le tableau descriptif de son affreux désordre
dans l'économie animale, mis sous les yeux par l'autopsie cadavérique; mais comme tous ses ravages se rap-
prochent beaucoup, tant dans les viscères de l'homme
que dans ceux de la brute, je me bornerai à rapporter
deux observations sur deux chiens que j'ai vus périr
du Diabétès, et dont j'ai fait l'ouverture cadavérique.

IIᵉ OBSERVATION. (Sur les animaux.)

En 1806, me trouvant à Paris, et ayant occasion de voir une malade, dans le faubourg Saint-Germain, j'aperçus à côté de la porte d'entrée de cette malade, un chien dogue dans l'intérieur d'une boucherie, d'une maigreur extrême, rongeant un os avec une voracité d'enragé et à plat-ventre. Pendant huit jours, soir et matin, je le trouvai dans la même situation. Un matin, le hasard me fait rencontrer son maître soulevant son chien pour le changer de place et l'éloigner d'un lac d'urine roussâtre et limoneuse. Ma curiosité me porte à lui demander si son chien avait les reins cassés. Il me répond que non, mais qu'il a une maladie incompréhensible qui l'a réduit à l'état déplorable où je le vois, et qu'il n'y a point de doute qu'il ne soit empoisonné ; qu'auparavant c'était le plus beau et le plus robuste chien de Paris, d'une haute graisse ; que depuis que l'amaigrissement s'était emparé de lui, il était devenu insatiable et d'une altération extraordinaire ; qu'il avait été obligé de mettre à sa portée un grand bassin d'eau, qui, très-souvent, ne suffisait pas à ses besoins ; qu'il était toujours noyé dans l'urine ; qu'on était forcé de le changer de place, vingt fois par jour, ne pouvant se tenir sur ses jambes ; que son appétit, si long-temps soutenu, lui faisait espérer qu'il n'aurait pas la douleur de le perdre ; et, enfin, qu'il donnerait de grand cœur dix louis d'or pour sa guérison.

Ce narré remplit soudain ma pensée de l'affection diabétique, rendue à son dernier degré d'intensité. Je lui fais part de mon opinion sur l'existence de cette maladie, et je l'assure que ses ravages lui ayant dévoré toutes ses forces, il était physiquement impossible de le retirer de ce danger imminent, et qu'il n'avait pas quatre jours à vivre. En effet, il mourut le quatrième. Comme j'avais témoigné à cet homme l'envie de le convaincre de la fausseté de son idée sur l'empoisonnement, je lui fis sentir la nécessité d'en faire l'ouverture pour éclaircir ses doutes. Il y consentit, et je lui donnai mon adresse. Dès qu'il fut mort, il me fit avertir; et rendu chez lui, nous procédâmes à l'ouverture, qui nous présenta les phénomènes suivans.

A peine la pointe du bistouri fut introduite dans la région épigastrique, qu'il s'en échappa un gaz pestiféré et brûlant à nous faire reculer de quelques pas; et, dix minutes après, nous reprîmes l'incision longitudinale, qui favorisa l'issue d'un fluide aériforme plus considérable et plus méphitique, qui nous fit encore suspendre notre exploration et nous poussa sur la porte vers l'air extérieur, où nous fûmes contraints de rester un gros quart d'heure pour attendre la neutralisation des miasmes putrides. La putréfaction était si forte que je voulais renoncer à cette opération, craignant quelque impression délétère; cependant encouragé par le boucher et ma curiosité, je continuai. Je remarquai d'abord que toute la partie extérieure de l'estomac était couverte de taches rouges, brunes, cernées de noir, et à plusieurs, de petits trous dans le centre. Toutes les parties environnantes entachées d'engorgemens bilieux, puriformes, gangréneux. De l'ouverture du ventricule, il sort encore une vapeur infecte, qui nous éloigne de nouveau; il déborde aussitôt une espèce de marmelade méphitique à grumeaux comme de gros pois de toute couleur; l'orifice supérieur, squirreux

dans sa base, l'œsophage excorié dans toute sa lon-
gueur, le pilore ulcéré et rétréci, le corps de l'estomac agrandi et considérablement aminci, point de
plicature, les taches et les trous de l'extérieur péné-
trant dans l'intérieur. Le duodénum au contraire, rétréci, gorgé de matières épaisses, rousses, vertes,
noires; les conduits cystiques, oblitérés, le canal
cholédoque, rempli de concrétions bilieuses, ainsi que
la vésicule hépatique, considérablement agrandie; le
foie rapetissé et noirâtre, le lobe droit du poumon,
surmonté de tubercules et adhérent aux côtes, ce qui
explique l'oppression et la toux dont il était, depuis
long-temps, tourmenté. Tous les viscères du ventre,
enfin, endommagés de la même action inflammatoire,
dont nous avons vu la cause incendiaire dans les organes de la digestion, remplis de preuves évidentes
d'entassement de résultats d'indigestion, d'un grand
usage d'alimens gras, de tripes, etc., etc. (1). L'amas
de corruptions gastriques, nous a déjà prouvé, d'une
manière incontestable, qu'il était seul coupable de tous
les désordres de l'économie animale (malgré le ridicule langage des solidistes et des flegmasistes); et nous
en avons trouvé la suprême conviction dans cette démonstration physique comme dans celle de toutes les autres
inspections cadavériques du corps humain; quand les
faits et la nature de leur cause parlent, les systèmes
doivent se taire. A quoi sert l'ouverture de tant de
milliers de cadavres, si l'on n'explique pas par l'évidence des faits mortifères, leur cause génératrice et la
nécessité de leur ravage?

---

(1) Son maître m'a assuré qu'il fallait que cet animal eût bien
faim pour manger du pain ; qu'il ne vivait que de viande ou de
tripes, depuis son jeune âge.

IIIᵉ OBSERVATION.

Dans les deux années que j'ai passées à *Montauban*, j'ai eu occasion de faire connaissance et de me lier avec M. de Bayan, faisant ses délices de la chasse, et, pour cela, passionné de bons chiens d'arrêt. Il en possédait un épagneul de très-bonne race, et si merveilleux dans ses bonnes qualités, qu'il s'était rendu digne de toute l'affection de son maître, qui lui prodiguait tous ses soins et le gorgeait de viande, de pain, de suif, mêlé avec de la grosse farine de froment, viandes, restes de sa table, tripes de volaille et autres abatis lui étaient destinés; et quand la cuisine ne lui en fournissait pas assez, il envoyait à la triperie pour s'en procurer. Ce régime, pendant quatre ou cinq ans, l'avait tellement engraissé, qu'il avait de la peine à marcher et à soutenir long-temps les fatigues de la chasse. Il avait atteint sa sixième année, lorsque tout à coup on s'aperçoit qu'il maigrissait sensiblement malgré son appétit extraordinaire; qu'il ne faisait, comme précédemment, aucun reste de tout ce qu'on lui donnait; qu'il buvait sans cesse; qu'en sortant du chenil, il courait à l'eau; qu'étant à la chasse, cela lui arrivait souvent, et qu'il s'arrêtait fréquemment pour uriner. La perte de son embonpoint devenant de plus en plus sensible, et le voyant tomber dans un état d'émaciation frappante, M. de Bayan en conçut une grande inquiétude et vint me la communiquer.

Je me transportai chez lui pour voir si je pourrais satisfaire l'envie qu'il avait que je lui donnasse quelque conseil salutaire. En ouvrant la porte du chenil, le chien s'échappe et se traîne à la cuisine. Nous l'y sui-

vons, et nous le trouvons à boire dans un chaudron
presque plein d'eau, dont il boit au moins dix livres.
Aussitôt l'idée du chien du boucher de Paris me vient
à la pensée, et j'en fais l'histoire à M. de Bayan, qui,
après l'avoir écoutée, attentivement, trouve une parfaite analogie dans ces deux cas pathologiques, et ne
met aucun doute que le sien ne soit infecté du même
vice. Nous le faisons attacher dans un coin de la cuisine, de manière à le faire uriner dans un grand vase
enfoncé dans un trou. Au bout d'un quart d'heure, il
urine copieusement. Je pèse ce liquide dont le résultat
est de huit livres. Dans le même instant, il me vient
dans l'idée d'aller visiter le chenil, pour y découvrir
quelque témoignage de mon opinion. En effet nous
trouvons que cette intelligente bête, pour se garantir
de l'inondation de ses urines où surnage son lit de
paille, et prévenir, peut-être, par l'excellence de son
instinct, les effets d'une odeur méphitique et malfaisante qui remplissait cette prison ; nous trouvons,
dis-je, qu'elle a creusé avec ses pattes, un grand trou
pour y déposer ses matières excrémentitielles et uri-
neuses, dont la fétidité excessive nous empêche d'approcher et d'en observer la qualité. L'infection de
cette loge me donne la conviction de l'existence du
cruel Diabétès de ce chien, et me porte à engager son
maître à conserver soigneusement toutes ses matières
excrémenteuses jusqu'à mon retour.

Le lendemain, on me présente la quantité d'urine,
dont le poids s'élève à dix-huit livres, d'odeur très-fétide, de couleur de bière foncée, de consistance de
bouillie grumelée, entremêlée de filamens visqueux,
verdâtres et noirs. Cette urine, gardée vingt-quatre
heures, a donné un horrible sédiment, par la diver-

sité de ses couleurs, dont le poids a été de quatorze onces pendant trois jours, même résultat ; mais lé troisième, perte absolue de forces, et le malade ne peut plus se tenir sur ses jambes; d'où je tire la conséquence d'une mort peu éloignée, qui, en effet, eut lieu le lendemain. L'ouverture du cadavre nous offrit à peu près les mêmes ravages que celle du dogue ci-dessus.

RÉFLEXIONS.

D'après le spectacle parlant des phénomènes destruc-teurs de l'animalité, n'est-on pas en droit de conclure que le champ de l'aitiologie, qui promet de meilleurs fruits, est encore en friche, se trouve toujours livré à l'arbitraire et à la merci de l'influence hypothétique, à une culture dont il dédaigne les soins, comme incapables d'aucune production utile par une infinité de fausses notions, écueil éternel du critérium (1) des vérités physiques, seul empire qui doit gouverner le monde, faire son bonheur, et auquel toutes les opinions vagues des républiques littéraires et médicales doivent être franchement sacrifiées. Tous les peuples de l'univers parcourent et travaillent en vain, depuis le déluge de maux qui les accable, ce champ pour découvrir les trésors qu'il renferme dans son sein.

Hippocrate a été le seul à qui la nature ait accordé le privilège exclusif d'en approcher et d'en retirer quelque fruit. Le plus grand avantage fut celui d'en montrer le chemin aux générations qui devaient lui succéder. Mais, ô fatalité inattendue ! aucune n'a produit

(1) Mot latin, marque à laquelle on reconnaît la vérité et d'autres objets intellectuels : Dogm.

un génie capable de marcher sur ses traces, et d'achever, glorieusement, ce défrichement épineux qu'il avait
si heureusement commencé. Il avait posé la première
pierre de l'édifice de la science, indiqué les matériaux
les plus propres à son élévation et à la durée éternelle'
de sa gloire. Mais le génie de ses successeurs , n'ayant
pas été doué des mêmes dons de la nature, de cette merveilleuse pénétration qui élève l'homme jusqu'au point
de lui faire aplanir toutes les difficultés, à qui la fidèle interprétation de tous les mystères de la nature ne coûte
rien ; ce monument précieux de la science est resté dans
le néant, où il se perpétuera jusqu'à la consommation
des siècles , tant que l'aitiologie restera muette et que
la solidité de ses principes n'imposera pas un silence
absolu à l'expression hypothétique.

Je ne puis concevoir qu'il puisse exister, dans le
monde raisonnable , deux sortes de philosophie, puisque toute sa puissance se réduit à la connaissance des
causes et de leurs effets. Mais l'esprit sans jugement a
créé toutes ces philosophies borgnes qui ont dégradé
et dégraderont à jamais l'espèce humaine, surtout les
peuples civilisés, qui se glorifient d'avoir créé le siècle
des lumières, tandis que l'on a, à peine, levé le coin du
voile qui les couvre, à moins que l'on n'appelle lumières
les folies du temps , les systèmes absurdes qui choquent
la raison. Les effets sans cause., comme les flegmasies de la nouvelle doctrine ; la vie la plus saine sans la
participation de l'air, la végétation , l'accroissement de
tous les êtres de la nature sans le secours d'aucun
fluide , etc., etc. Certes alors je dirai comme les nouveaux philosophes : *les lumières ont fait de grands progrès.*

S'il est vrai que la saine philosophie exige impérati-

vement la connaissance réelle des causes et des effets
qui leur sont propres ; le génie de la science doit donc
se borner, implicitement, à la découverte de l'une par la
juste application des autres , et , pour arriver à cette
heureuse fin , ne faire parler que la nature , la raison ,
l'observation et l'expérience, dont les éloquentes leçons dessilleront, pour toujours, les yeux de l'orgueilleuse présomption , qui , pour l'ordinaire , n'a d'autre
guide que l'image fantastique d'une impulsion déréglée ; et, dès-lors, la doctrine de la causalité (1), livrée
à l'arbitraire , devient vicieuse. Le Diabétès en offre
une preuve certaine, puisqu'on n'a voulu le considérer
que sous le simple rapport de *relâchement du tissu ré-*
nal , sans avoir égard aux maladies de cohérence des
particules des fluides , qui sont l'excès ou le défaut :
dans celui-là , ténacité, épaississement, langueur; dans
celui-ci, ténuité , dissolution ; et l'on ne saurait discon-
venir, d'après les témoignages authentiques de la raison physico-médicale et ceux de l'expérience , que les
maladies ne soient identifiées dans la généralité des
humeurs , ou dans quelqu'une en particulier , et ne
soient, par conséquent , nuisibles à tous les systèmes
de l'organisation animale , ou à une partie seulement.

C'est le propre de l'esprit judicieux de penser que le
trop long usage des corps gras et des boissons acidulées , que l'appareil digestif ne peut vaincre ; acquiert
un caractère préjudiciable et donne aux menstrues de
la digestion , au chyle , au sang et autres humeurs , un
principe acrimonieux très-dangereux ; que cette action
acidule , profondément enracinée et identifiée avec la
matière terreuse, ajoute à l'acrimonie préexistante l'é-

(1) Manière dont une cause agit. Term. didact.

paississement coagulateur des fluides. De là des engorgemens opiniâtres , soit dans le système viscéral , soit
dans le vasculaire , qui deviennent cause immédiate de
toutes sortes de maladies chroniques. Les fluides ne
sont pas encore exempts des atteintes de l'acrimonie
alkaline volatile pure , tant des végétaux, rendus âcres
par ce sel, que des élémens, qui, par leur mélange avec
le sel naturel , et sans altération du corps vivant , en
extraient l'alcali volatil , tels que le sel de lessive , le
savon , la chaux , etc.

L'observation et l'expérience bien raisonnées, basées
sur les principes de diverses actions morbides, naturelles ou accidentelles , ne permettent pas de partager
l'opinion de Gobius et d'autres pathologistes qui ex-
pliquent l'écoulement immodéré d'urine, sous le nom
de Diabétès , d'une manière si obscure qu'elle paraît
invraisemblable , leur jugement est moins fondé sur
l'analyse exacte des vrais principes de cette cause que
sur une supposition ingénieuse que l'œil scrutateur de
la raison physico-médicale et de la rigoureuse expérience ne peut s'empêcher de désavouer. La supposition, sans démonstration mathématique, n'est pas une
certitude , et né peut entrer dans la classe des vérités
qui la constituent. Eh ! peut-on se flatter de la rencontrer dans des propositions hasardées, qui , quoique
possibles et probables, sont toujours douteuses tant
qu'elles ne sont pas justifiées par des faits palpables ,
sur lesquels reposent l'histoire naturelle et celle de
toutes les affections animales.

On nous dit qu'il y a deux espèces de Diabétès, l'un
vrai et l'autre faux ; qu'ils se distinguent par leurs différens degrés et la diversité de leur cause ; que les
principales résident dans la *ténuité* des humeurs ; etc. ;

mais nous nous permettrons de faire observer que l'on a pris l'effet pour la cause, puisque l'on a considéré cette *ténuité* comme la cause de l'excès de fluidité qui, etc., etc.; mais je demande aux auteurs de ce raisonnement captieux d'où vient cette *ténuité*, si elle peut se créer d'elle-même, et comment elle peut acquérir cette qualité; car si la neige et les glaces fondent, c'est parce qu'elles éprouvent une action dissolvante, que, sans cette action, elles seraient éternelles, et que, si les fluides n'avaient la propriété d'être condensés par l'influence rigoureusement froide de l'atmosphère, il n'aurait jamais existé ni neige ni glace; si donc le fluide aqueux est susceptible de changemens si évidens par les diverses actions de l'atmosphère, qui en sont la cause efficiente, pourquoi les fluides, qui vivifient tous les êtres du règne animal et végétal, ne seraient-ils pas asservis aux mêmes conditions, c'est-à-dire à la densité et à la ténuité, suivant l'action qui leur conviendrait, pour prendre tel ou tel caractère morbifique? donc la ténuité ne peut pas être cause et effet, mais bien l'effet seulement d'une cause atténuante et déterminante.

On nous dit encore que cette maladie est le résultat *de l'abus, tant interne qu'externe, des aqueux surtout chauds, de la faiblesse, de l'engourdissement des solides, de la langueur de la circulation des esprits vitaux, du défaut de chaleur naturelle, et de la rétention d'excrémens aqueux, etc., etc.* Voilà donc la cause éloignée et préparatoire de la cause immédiate et perturbatrice de la bonne santé. Il est incontestablement démontré depuis des siècles, que le trop long usage des *aqueux chauds* ne peut que frapper d'atonie considérable et d'inertie absolue tout le système fibreux (comme fait la tempé-

rature brûlante), lui ravir la puissance de ses facultés
réactives, et le réduire à l'impossibilité physique d'aucune espèce de d'élaboration organique, ou du moins
très-imparfaite ; d'assimilation exacte avec les sucs
nourriciers dans les organes de la digestion, et, de
cette dépravation des substances vivifiantes, apathie
générale, cacochylie (chilification dépravée), principe morbifique, délabrement de tous les systèmes,
embarras dans la circulation, défaut de fluidité, dissolution du sang, œdème, tumeurs lymphatiques,
hydropisie, etc., etc. Mais la minutieuse observation
qui fait apprécier toutes les particularités de l'expérience a, de tout temps, prouvé que ce serait s'abuser,
complètement, que de rapporter à toutes ces causes
éloignées *la ténuité des humeurs*, par la maladie de *cohérence occasionée par l'extrême ténuité des fluides*, sans
qu'on dise un mot de la cause particulière et directe
de cette *extrême ténuité*, tandis que l'œil, scrupuleusement observateur, découvre ces mêmes maladies sous
l'aiguillon de causes tout-à-fait différentes, et diamétralement opposées, distinction essentielle dans l'art
de guérir.

Nul doute que la séparation des parties constituantes
ne dépende, absolument, de leur *ténuité ;* mais cette
opinion devient problématique dès-lors qu'elle est privée de démonstration authentique, seule garantie des
vérités naturelles. Car l'esprit avide d'un profond savoir, ne saurait être satisfait de cette idée dogmatique
qui établit la *ténuité des humeurs*, comme cause immédiate de la dissolution ; et les causes, ci-dessus rapportées, telles que *l'abus*, etc., comme causes éloignées
et prédisposantes. Mais l'esprit, qui, depuis un demi-
siècle, a parcouru, avec une inquiète sollicitude, le vaste

domaine des infirmités humaines, ne peut-il pas se plaindre de la trop grande circonscription de cette cause, et de l'exclusion des autres plus matérielles, plus vraies, plus naturelles, et mieux consacrées par la justesse du raisonnement, l'observation et l'expérience ; science certaine au pied de laquelle doivent tomber toutes les hypothèses, toutes les données hasardées et tous les argumens de l'orgueilleuse présomption. Nous allons essayer de prouver que cet état de décomposition des fluides et des solides animaux dépend plus souvent d'autres causes.

Toutes les facultés de l'intelligence s'accordent pour donner à nos perceptions le triste spectacle des faits qui découlent, plus naturellement, de causes différentes à celles ci-dessus mentionnées. Le sentiment de ces auteurs, qui fait dépendre la plus grande partie des maladies chroniques du *relâchement, de la faiblesse des solides*, n'est point basé sur les notions générales des principales lésions organiques, dont l'ingénieuse expérience déroule chaque jour à nos yeux le vaste tableau, et conduit notre attention sur cet immense et merveilleux système de la circulation, où elle découvre la cause ennemie qui engendre la presque totalité des maladies chroniques (écueil formidable de la science moderne), c'est là qu'elle l'arrête, pour la lui faire observer dans la viscosité des fluides avec la diversité des caractères qui la constituent; c'est là que l'état de cette circulation se met en évidence, et lui présente l'énergie engouante, empâtante et relâchante de cette cause matérielle (on en trouve le témoignage irrévocable à la surface du sang, mis dans une palette par la lancette, où, quand il est froid, l'on aperçoit une croûte couenneuse très-épaisse); et d'autres fois, celle

d'une acrimonie agaçante, irritante, qui met à contribution tout le système nerveux, etc., etc.: c'est là
qu'elle lui fait remarquer la forme, la diversité de
tissu, de volume, de fonctions, de chaleur, de faiblesse, d'énergie, de mouvemens de sensibilité, etc.,
de ces innombrables canaux, qui, se terminant par
un réseau très-délié et très-étendu, vont s'identifier
avec les solides fibreux, pour y répandre le principe
de vie, de l'accroissement, de la santé, de la maladie
et de la mort.

Il importe essentiellement pour rendre notre pensée
intelligible, de l'expliquer et de la garantir de toute
sorte d'ambiguïté. Comme la rigoureuse attention est
la mère de la réflexion, elle nous porte à l'examen
scrupuleux de ces conduits vasculaires, de l'harmonie
de leur enchaînement, et du rôle que la nature, ou
plutôt la science infinie, leur a distribué à chacun en
particulier. D'abord l'œil, armé du *microscope* de la
sévère observation, ne rencontre aucun changement
dans la primitive circulation, c'est-à-dire dans la circulation artérielle, tant que les excès de tout genre,
du boire et du manger, ni les commotions morales,
ni l'abus des plaisirs vénériens, etc., ne dérangent en
rien les opérations gastriques et duodénales. Nous voyons
cette circulation artérielle calme, paisible, roulant
tranquillement dans ses molécules tous les trésors de
la première et de la seconde élaboration des organes
digestifs, une chylification réglée et parfaite, l'essence
de la vie et de la santé, répandant partout un baume
restaurateur et l'assurance de la longévité. Nous voyons
la circulation de la seconde classe, c'est-à-dire la vei-
neuse, partageant les précieux avantages de la première, sans altération, sans stase, s'acquittant parfai-

tement de ses fonctions secondaires. A côté de cette circulation vitale, nous apercevons le système nerveux, qui reçoit du sang la quintessence de la chylification, dont il se pénètre, se nourrit et devient le siège de toutes les sensations, jouissant des mêmes privilèges, de la même pureté d'ordre. Enfin, nous sommes convaincu que l'ensemble du mécanisme est en parfait équilibre.

Mais à peine avons-nous détourné nos regards de cet ensemble harmonieux, que nous entendons les gémissemens de la nature qui rappellent notre attention. Nous nous empressons de redescendre dans les voies de l'économie animale, que nous trouvons aux prises avec des agens perturbateurs, et dans une subversion totale. Nous voyons d'abord que les premiers organes de la vitalité sont compromis, ayant été mis, par l'intempérance, dans un grand désordre; que les sucs gastriques sont en état de révolte et réduits, ainsi que le ventricule, à l'impossibilité de secouer le joug d'un poids accablant, et de remplir leur salutaire destination. Du sein de la perturbation naît l'inertie qui les force à refuser leur entremise digestive, élaboratrice, et à laisser aux alimens indiscrets et excessifs, leur confusion, leur crudité altière et imposante qui pervertit l'ordre de ce précieux laboratoire. Il s'établit un combat d'action et de réaction plus ou moins sensible, dont le résultat est une irritation parfois instantanée, et, d'autres fois, plus prolongée, à laquelle succède, bientôt, un état d'atonie, d'indigestion, qui compromet le système de l'assimilation, de la chylification et de l'absorption; celui-ci, privé de son ressort et de son énergie naturelle, livre facilement passage aux sucs mal élaborés et par conséquent vicieux, qui entrent incontinent dans les routes de la circulation, où ils sont suivis, journellement, d'une infinité d'autres, qui partent du même foyer.

Si nous suivons de près ces globules hétérogènes; à leurs traces nous distinguerons leur caractère. Le soulèvement, la contraction de la fibre et une chaleur mordicante, par exemple, nous donneront la preuve du passage d'une action acide qui va porter le trouble partout, et intervertir l'ordre économique qui, jusque-là, n'avait éprouvé aucune altération. Mais quelle sera, désormais, la conduite de ce poison dans la masse générale des humeurs? S'il est actif et s'il est, journellement, renforcé par de pareilles émanations (comme cela arrive ordinairement), la corruption deviendra générale. De là, l'excitation, l'agitation du sang, l'ébranlement de la fibre nerveuse, qui se soulève, se roidit et fait résistance à l'oppression acro-humorale; et c'est ce combat, plus ou moins violent, que la nature, avec la réunion de ses forces, livre à cet ennemi séditieux, qui s'est introduit dans son sein. C'est, dis-je, ce choc, qui, faisant explosion, cause l'ébranlement de tous les systèmes et constitue le phénomène, que l'on a baptisé fièvre et que l'on a gratifié de plusieurs caractères, tandis que son type repose sur le même principe plus ou moins exalté, et que la différence de rhythme n'appartient et ne peut appartenir qu'à la nature de la cause matérielle, à la disposition plus ou moins irritable du malade, à la force et à l'opiniâtreté de ce combat, de cette forte discussion entre la puissance morbifique assaillante et celle de la nature répressive, et qui réclame alors les secours éclairés de la médecine, de la sagesse et de la prudence.

On doit être convaincu que la fièvre, dont le monde

médical attend toujours avec impatience l'analyse de
ses causes de quelque nature qu'elles soient, n'est
autre chose qu'un effet symptomatique, plus ou moins
intense, du trouble intestin, un signal de détresse et
d'alarme, un mandataire fidèle de l'économie vivante
surprise et assiégée, un télégraphe de sa triste position; s'il m'est permis de parler ainsi.

On nous a peint la fièvre comme *un mouvement déré-
glé du pouls*; mais la raison médicale ne saurait se contenter de cette idée vague et insignifiante, elle aurait
désiré la démonstration irrévocable de la cause de ce
phénomène extraordinaire plus ou moins intense, et
plus ou moins dangereux; l'explication de ses divers
degrés; la raison de ses paroxismes, de son exacerba-
tion, de sa rémission, de son intermittence, etc., etc.;
car ce mouvement tumultueux de la circulation doit
être nécessairement subordonné à l'action turbulente
des fluides corrompus, ou à l'inertie des pâtosités, qui
ralentissant le cours des fluides, causent leur stagnation dans les vaisseaux capillaires, de là, fièvre
lente, etc., etc. Quelle est donc la nature de cette
puissance motrice? Voilà le point le plus délicat de la
pathologie, qu'il ne lui sera pas difficile d'aborder, si
elle donne moins de latitude aux folles perceptions du
jeu des solides; que l'on ne doit considérer que comme
celui d'une machine inerte, d'un moulin à eau, à vent,
d'un bateau à vapeurs, d'un vaisseau couvert de voiles
en pleine mer, et autres machines parfaitement bien
organisées, dont la force motrice est un fluide quelconque. Que M. Broussais réponde à cet argument, et
qu'il apprenne que les solides ne sont, aux yeux de la
bonne *philosophie*, que des marionnettes constamment
animées de la bonne ou mauvaise action de leur mobile.

Cette raison philosophique nous apprend que le monde est créé, conservé et détruit par le seul effet des fluides. Pourquoi alors, se faire un plaisir ridicule d'accuser et de poursuivre à toute outrance ces innocens, ces misérables solides, enfans naturels des fluides ; ces êtres passifs, qui ne sont coupables que de la complicité des fautes de la tyrannique influence de ces mêmes fluides, et qui en sont les premières victimes, parce qu'ils sont forcés d'obéir et de recéler dans leur sein les résulats impurs de leur action déréglée, le ferment désorganisateur, etc.? Les solides ne sont-ils pas semblables aux exécuteurs de la haute justice? ne sont-ils pas les satellites aveugles d'un pouvoir arbitraire? c'est donc vers ce mobile corrupteur que la saine thérapeutique doit diriger tous ses regards, et y démêler le vrai caractère de son principe perturbateur?

L'observation religieuse sur les lois de l'économie vivante, en pleine santé ou malade, découvre deux caractères : 1° celui de la stabilité des attributs de celle-là; 2° celui de tension dans celle-ci, suivi d'atonie et d'inertie avec leurs degrés respectifs. Il ne reste donc à la science, que l'art d'approfondir ces divers états et de les interroger, tour-à-tour, pour apprécier l'importance de l'un et de l'autre, et définir les nuances plus ou moins favorables de ces conditions : dans la morbide, pour se convaincre si la nature de ces diverses affections émane d'une cause différente, ou bien de la même, cachée sous des apparences trompeuses, qui font chaque jour prendre le change. La disposition humorale règle toutes les actions morbides, et leur intensité ou leur faiblesse est toujours proportionnée à la force agissante. On doit donc conclure que, si

l'acrimonie est puissante et tumultueuse, la tention et
l'irritation doivent être relatives, et faire pressentir
un violent orage, qui, venant à se dissiper par l'efficacité des moyens que la nature ou l'art, d'intelligence,
lui opposent, laisse souvent dans le système organique
un état de faiblesse qui n'est pas moins alarmant, auquel il importe de remédier promptement, pour prévenir la chute complète et l'inertie absolue du système
fibreux, l'accroissement de l'apathie générale des
fluides, de leur stagnation, l'indifférence de toutes
les facultés organiques, la fièvre lente, la dissolution
et la mort.

La prévoyance montrera alors, qu'il est urgent
d'aller au-devant de ces résultats dangereux, parmi
lesquels on rencontre souvent le Diabétès, auquel,
malheureusement, on ne fait pas assez d'attention ; et
ce ne serait pas, je pense, calomnier que d'avancer
que la plupart des praticiens du jour n'ont pas la
moindre idée de cette maladie, comme l'expérience
nous l'a prouvé plusieurs fois. Eh ! comment pour-
ront-ils la traiter, et conjurer l'orage, s'ils n'en connaissent pas le danger ? je ne crois pas que ce soit trop
hasarder de dire que c'est dans un certain degré de
cette causalité acrimonieuse qu'est placé le berceau
de ces deux espèces de Diabétès, auquel les diverses
combinaisons d'élémens, qui constituent, *hic et nunc*, le
vice des fluides, donnent, à chacun d'eux, le caractère
qui lui est propre, *insipide* ou *sucré*, et dont la cohésion
d'autres élémens de cas pathologiques, tout-à-fait différens, tels que l'inflammation, etc., prouvent incontestablement l'existence.

Le relâchement du tissu urinaire, n'ayant été que la
misérable excuse de la physiologie et de la pathologie,

nous avons été forcé de combattre cette chimère dé-
goûtante (à laquelle on devrait déclarer une guerre
éternelle, ainsi qu'à toutes les autres erreurs qui enchaînent l'esprit médical, déshonorent la science et
assassinent le genre humain), et de faire parler la nature et l'expérience, seuls apôtres de la révélation des
vérités immuables. Car il ne suffit pas d'avancer qu'une
doctrine est défectueuse ou fausse, il faut en démontrer les vices ; comme je crois l'avoir fait par des
preuves physiques et expérimentales, seules propres
à démasquer les sentimens de la nature désorganisée,
souffrante, et l'origine de ses perturbations.

Il ne me reste qu'à faire ressortir les vérités qui ont
été négligées, et qui ont resté au fond du puits, par la
prévention exclusive pour les causes chimériques, ci-
dessus mentionnées ; et à faire parler ces bonnes amies,
la raison physico-médicale et l'ingénieuse expérience,
qui en imposeront à jamais à la frivolité hypothétique.
On nous a dit, de bien bonne foi, que les *principales
causes du Diabétès résident dans la ténuité des humeurs*, etc. ;
mais c'est, toujours, nous laisser dans le désir le plus
ardent de connaître la cause spéciale de cette *ténuité*
(étrangère à l'ordre naturel) qui *établit l'excès de fluidité*,
et qui *donne lieu à des maladies de cohérence*, qu'on attribue, exclusivement, aux causes éloignées, ci-dessus
rapportées ; il me semble clairement démontré qu'il
suffirait, pour guérir toutes ces sortes de maladies, de
mettre en pratique l'axiome merveilleux des anciens :
contrariis contraria curantur; par conséquent de changer
d'air et de régime. La nature alors doit nécessairement
reprendre bientôt tous ses droits, secouer le joug des
affections diabétiqués, et n'avoir plus rien à redouter
de son influence primitive. Cette conséquence paraî-

trait très-naturelle , si elle n'était pas contrariée par
une disposition toute différente , et une constitution
morbide très-pronnoncée , qui.exige des moyens plus
appropriés et plus spécifiques. En effet l'observation
et l'expérience s'opposent, journellement, à cette fal-
lacieuse croyance , puisqu'elle se trouve dépourvue de
toute apparence de vérité. Ces moyens de changement
de température et de régime ont été mis en usage par
de grands praticiens , mais sans succès. On doit conclure, delà, que l'affection diabétique, et autres maladies
chroniques , ne dépendent pas exclusivement de la *te-
nuité* supposée des *fluides* , engendrée par les causes
ci-dessus rapportées , mais bien d'autres sources plus
naturelles, que nous avons déjà expliquées.

En entrant dans la carrière épineuse de la médecine
pratique , je n'ai pas tardé à m'apercevoir qu'il fallait
se défier de l'ensemble des symptômes qui semblent
être d'intelligence pour tromper l'esprit médical ; et
que la nature est, sans cesse, agitée par des mouvemens
erronés, toujours, provoqués par des causes , maté-
riellement, exaspérées par l'incurie et l'ignorance de
l'homme. Si , de tous les actes de l'économie vivante,
celui de la digestion , c'est-à-dire, celui de la dissolution des alimens , est imparfait par la dégénérescence
des sucs élaborateurs , ces résultats doivent nécessairement tourner au détriment de la transformation de
la substance réparatrice des pertes multipliées de
l'exercice de la vie , et se convertir en poison , qui ne
tarde point à y devenir un foyer secondaire de l'altération de tous les systèmes ; puisque c'est dans ce
centre vital , où tous les ressorts de la vie et de la
santé puisent continuellement leur essence et leur
harmonie , ou bien le germe de leur altération , de

leurs alarmes, de leur décadence et de leur destruction. Vérités constatées par l'expérience de tous les
temps, et que la déraison physiologique dédaigne, aujourd'hui, ce qui met au grand jour l'impéritie et le
défaut de discernement, etc., etc.

L'observation de tous les jours nous met sous les
yeux la conviction que, si quelque révolution morale
vient à troubler l'ordre de la digestion, le mécanisme
merveilleux de ces organes, les alimens dissous ou à moitié dissous par les sucs digestifs, contractent, spontanément, un caractère d'altération acide, de nuisibilité à
l'économie animale, arrêtent, simultanément, l'action vitale qui dirige cette grande opération et la
remplit de conditions contraires à une saine digestion,
et ajoutent à l'effet du choc violent qu'ont déjà éprouvé
tous les systèmes, par cette commotion morale ; à plus
forte raison, l'action stimulante et permanente d'une
vieille gastricité putride, exaltée et, lentement, cor-
rosive, qui devient le ver rongeur le plus dangereux.

Que d'effets sinistres n'ont pas produits ces vives
impressions morales ! que d'affections spasmodiques
n'a-t-on pas vues suivies de grandes douleurs épigastriques, de coliques, de vomissemens noirs, jaunes,
d'oppression, de diarrhées, de lienterie, d'excrétions
abondantes d'urine, de jaunisses, de convulsions, de
lipothymies, etc., etc. ; que de Diabétès n'ai-je pas vus
puiser leur source dans cet ébranlement de l'appareil
digestif (1) ! Combien d'autres invasions morbifiques,

_____

(1) J'ai vu, à Saint-Domingue, un domestique nègre, âgé de
22 ans, qui, plein d'amour-propre et de sensibilité, n'ayant jamais été puni sévèrement, et s'étant mis dans le cas de l'être,

tant aiguës que chroniques, n'y trouvent-elles pas le germe de leur création ? C'est dans ces profondeurs gastriques et duodénales, où se passent les plus grandes merveilles et les plus grands désordres de l'animalité ; ce sont ces fabricateurs de tant de maux que l'on n'a pas assez sondés, assez développé la diversité de leur caractère et l'action qui est propre à chacun d'eux. Mais la médecine moderne dispense de tant de soins.

La distinction de l'idiosyncrasie est à la science pratique ce qu'est la boussole à la grande navigation, pour arriver sûrement au but que l'on se propose et éviter les innombrables écueils qui s'offrent, à tout moment, à ces deux arts, où il s'agit partout du salut. Il n'est, rigoureusement parlant, que trois espèces de tempérament, savoir : le bilieux ou bilioso-sanguin ; car celui-ci est toujours dépendant de l'autre ; le pituiteux ou lymphatique, et le mixte bilioso-pituiteux. Tous les autres que l'on a admis, tels que le sanguin, l'atrabilaire, le mélancolique, l'hypocondriaque, etc., ne sont que des modifications, des émanations du principe fondamental de la constitution bilieuse ; puisque l'expérience trouve rassemblées toutes ces maladies dans son domaine, sous la même enseigne, et

---

fut frappé du Diabétès quelques jours après avoir reçu le châtiment bien mérité.

La révolution morale avait tellement influencé les organes de la digestion, qu'avant de subir sa peine, il lui avait pris un grand vomissement de toute couleur, qu'il garda, pendant vingt-quatre heures, auquel succédèrent de vives douleurs abdominales. Il ne pouvait presque rien digérer ; et tout ce qu'il prenait se fondait en urines. Il en rendait quinze à vingt livres par jour, tantôt jaunes, vertes, tantôt grises, limoneuses, etc. Un traitement convenable au désordre gastrique le ramena à la santé dans l'espace d'un mois.

que le même mode de traitement, à quelques modifications près, les guérit toutes. Elles sont toutes des
enfans de la même mère, d'humeur acariâtre et d'un
caractère très-irascible; toujours prête à quelque invasion funeste, si elle éprouve des contrariétés pénibles dans son cours naturel. En effet, la bile, par son
amertume naturelle, porte un principe d'âcreté toujours prêt à s'exalter, et disposé à l'inflammation à
la moindre cause, qui, dans le tempérament flegmatique, ne ferait qu'ajouter à l'énergie vitale. Cette
énergie, dans ceux qui ont cette disposition irritable,
ne saurait être augmentée sans exciter dans le sytème
fibrillaire un éréthisme, qui porte l'incendie dans tous
les fluides, comme un vase chauffé à la liqueur qu'il
renferme. De là, maladies inflammatoires, plus ou
moins intenses, plus ou moins dangereuses; maladies
de langueur, de consomption; fièvres étiques, atra-
bilie; mélancolie, hypocondriacie, névrose, toux,
migraine continuelle, Diabétès, etc. C'est sur les
traces de cette acrimonie désorganisatice que nous
avons conduit le lecteur dans l'économie malade. Nous
allons maintenant lui faire parcourir celle des causes
moins actives, mais, souvent, plus perfides; parce que,
moins douloureuses, elles captivent moins l'attention,
deviennent plus longues, plus trompeuses, s'identifient
plus facilement avec les organes, se glissent insensiblement dans la masse générale des humeurs, et y
jettent souvent le fondement de l'incurabilité.

Si d'abord nous examinons attentivement la conduite de la fibre gastrique du tempérament pituiteux,
nous la voyons, en raison de sa laxité naturelle, fléchir sous la surcharge alimentaire; et si la quantité
est proportionnée à la force d'activité constitutive,

tout s'y passe à merveille, et l'exercice de la santé
n'est pas troublé; mais si les alimens sont accumulés,
surtout s'ils sont de mauvaise qualité, tels que les gras,
les farineux, etc., et qu'ils excèdent les puissances
digestives, aussitôt l'inertie se met de la partie, l'élaboration est lente et pénible, l'assimilation imparfaite
et vicieuse, dont le résultat est une agglomération putride, glaireuse, visqueuse. Enfin ces fonctions, les
plus importantes à la vie animale, languissent et préparent le noyau d'une grande partie de maladies,
même de chroniques, plus ou moins opiniâtres. L'empâtement amène d'abord le relâchement; celui-ci l'engouement de tout l'appareil digestif et du système absorbant, la pénurie des sucs nourriciers, l'embarras
gélatineux et albumineux dans tous les viscères de
l'abdomen, opilation des glandes mésentériques, etc.
Ces résultats du tempérament humide et lâche ne se
bornent point aux désordres abdominaux; leur pâto-
sité délétère s'unit au chyle, s'insinue avec lui dans
les voies lactées, et, de là, dans le torrent de la circulation, où il dissémine son principe coagulateur, surtout
dans les capillaires, où se forme bientôt un centre de
fluxions qui devient le fondement de plusieurs maladies chroniques. La cacochylie (chylification dépravée)
n'exerce pas seulement son influence maligne sur une
partie des capillaires organiques, mais encore sur les
musculaires, d'où naissent les douleurs vagues ostéo-
copes (douleurs vagues et profondes, qui semblent
partir de l'os), rhumatismales, paralytiques, écrouel-
les, teignes, leucoflegmatie, anasarque, éléphan-
tiasis, tympanite, Diabétès, etc., etc. Le domaine de
cette cause morbide est trop étendu, pour en parcourir
toutes les parties; d'ailleurs ce serait nous écarter de

notre objet. Il ne sera pas pourtant déplacé de dire un
mot sur l'opinion de Bordeu et d'autres physiologistes,
où nous avons cru entrevoir une grande erreur, en se
refusant d'admettre l'*intus-suception*, c'est-à-dire l'introduction du suc d'une matière étrangère quelconque
dans la circulation par les vaisseaux lactés. Cependant
tout s'accorde à démentir cette assertion et à prouver
la fausseté de cette idée ; car la perception habituelle
d'un certain volume de particules hétérogènes, éma-
nées des substances solides ou fluides avalées, dont
l'identité forme un germe constitutif d'un grand
nombre de maladies, tant aiguës que chroniques,
semble la démontrer dans toutes les excrétions.

Ces physiologistes, quoique très-érudits, n'ont pas
fait assez d'attention aux diverses qualités du chyle,
et n'ont pas observé qu'il est toujours imprégné de
bons ou de mauvais principes, puisqu'il est le résultat
de l'élaboration gastrico-duodénale, qu'il s'introduit
et se répand dans toutes les propriétés vitales, comme
l'air qui s'insinue dans tous les corps de la nature avec
ses élémens salutaires ou insidieux ; et c'est l'introduction de ce principe délétère chyleux dans la circulation qui y porte l'altération et le trouble, y charrie,
y accumule, à la longue, tous les matériaux de l'édifice morbide, que le temps, la négligence et les bé-
vues rendent souvent indestructibles. Il suffit de faire
parler l'expérience de tous les jours, pour renverser
sans peine cette hypothèse qui paraît la faiblesse même
de l'ignorance des lois organiques.

S'il était vrai que l'orifice des voies lactées fût absolument fermé aux molécules hétérogènes, plus ou
moins volatiles, identifiées avec la pâte chymeuse ou
le chyle; pourquoi les urines et toutes les autres ex-

crétions seraient-elles imprégnées (comme nous l'avons démontré plus haut) des substances avalées, soit liquides ou solides, de couleur et d'odeur de ces mêmes substances, etc.? Ce principe physiologique contre l'*intus-susception* est donc faux. L'essence de la maladie consiste dans la perversion de l'ordre économique par la seule action des causes matérielles plus ou moins délétères et actives, dont l'empire s'établit, bientôt, ainsi qu'une correspondance réciproque d'actions dans tous les systèmes.

Toute maladie a un principe radical qui doit appeler l'attention unique de l'art de guérir et la nécessité d'en délivrer la nature; car elle n'aime point les divagations, les opinions erronées, la frivolité des idées, les folles assertions de *flegmasie* (1). Si les phénomènes

_____

(1) M. Am. de Pl..., capitaine de cavalerie, ayant éprouvé, pendant treize à quatorze ans, des flatuosités, des coliques venteuses, de continuelles envies de vomir, etc., auxquelles succédait une longue et cuisante diarrhée extrêmement fétide, qui l'avait plongé dans un état de marasme si épouvantable, qu'il succomba dans le mois de septembre 1825.

J'en demandai l'ouverture aux parens qui me l'accordèrent. M. Rou.., jeune praticien, arrivant, depuis peu, de Paris avec la tête pleine de la doctrine des flegmasies, fut appelé pour faire l'ouverture du cadavre; et, à chaque coup de bistouri, il répétait *flegmasie;* tandis que, depuis longues années, la région épigastrique et tous les organes abdominaux de ce sujet étaient dans un état d'extrême atonie, puisque depuis long-temps, il ne pouvait rien digérer, et que cette atonie a été rendue évidente par l'exploration qui nous offrit le triste spectacle d'un ventricule triplé de volume, aminci jusqu'à ne ressembler qu'à une feuille de papier, renfermant une marmelade verte et grise, etc., mais l'état effrayant de cette atonie et de ses désordres n'a pu dissuader cet esprit flegmasitique. L'aveugle prévention étouffe toujours tout sentiment d'évidence.

ne sont que les attributs de la maladie, les qualités de ces êtres physiques, doivent nécessairement découler de ses qualités essentielles; et des attributs communs lorsqu'elles ne dérivent que de quelques-unes de ces qualités élémentaires. Puisque les attributs de cet être morbifique prennent leur origine dans son essence, il importe, pour le rétablissement de l'ordre, de la connaître, afin de l'attaquer victorieusement et la réduire à un absolu silence; car ils ne peuvent cesser d'être, sans que l'essence ou le principe radical qui leur a donné la vie, ne soit détruit. La possibilité véritable et physique des affections vitales, vient donc de l'existence d'une cause procréatrice. Si une telle puissance n'existe point, la possibilité de ces affections devient une chimère. En un mot, pour qu'une maladie qui n'existe pas soit réellement possible, il faut qu'elle puisse recevoir l'existence; or elle ne peut la recevoir, s'il n'est aucun être capable de la lui donner. Les *flegmasies* ne peuvent donc exister d'elles-mêmes, elles ne peuvent être effet et cause en même temps? Cependant le pitoyable système du jour ne voit et ne veut voir que *flegmasie* dans toutes les affections humaines; et a même poussé ses ramifications pestiférées jusqu'à la médecine vétérinaire, puisqu'un capitaine de cavalerie vient de me raconter qu'il a vu périr plusieurs chevaux de son régiment, et même le sien, vingt-quatre heures après la saignée; ce qui prouve incontestablement qu'on ne rêve plus aujourd'hui qu'émission de sang. *O tempora! ô errores!*

La physique expérimentale ne cesse de prouver irrévocablement que tous les corps de la nature tiennent leur existence, leur formation, leur mouvement, leur accroissement, leur santé, leur décadence, leur ma-

ladie, de la bonne ou mauvaise disposition des fluides.
Or, si elle nous apprend d'une manière positive, que
cette existence est due entièrement aux flux et aux
reflux des fluides, nul doute qu'il ne faille rapporter
la santé ou la maladie à leurs bonnes ou mauvaises
qualités. C'est donc ces fluides qu'il faut accuser, en
dépit de la physiologie transcendante, de tous les désordres qui affligent la nature entière. Ils ont tous des
impulsions intestines salutaires ou morbifiques ; celles-
ci agacent, altèrent, vicient les parties solides du
règne minéral, et le disposent à la destruction. Dans
les deux autres règnes, la fibre, toujours en état de
service, communique, par son mouvement sympathique, l'action à d'autres aussi délicates, aussi mobiles ;
et c'est ainsi que cette énergie vitale étend ces impressions vicieuses ; et, en se transmettant, elle acquiert
plus de force, *crescit eundo*, plus d'autorité absolue. Il
se passe dans l'économie vivante, une série d'actions et
de mouvemens qui accélèrent celle des fluides, d'où naît
une grande confusion dans toutes les fonctions animales. Les causes intestines n'agissent pas, toujours, de
la même manière, parce que leur mode d'action n'est
pas le même, ni l'état fibrillaire de la même irritabilité ; ce qui change le caractère des lésions organiques,
comme je l'ai démontré ci-dessus.

L'origine de la plupart des phénomènes morbides
dépend du vice des humeurs plus ou moins actifs,
suivant le caractère qui lui est propre. C'est donc sur
les notions exactes de ce principe, que l'on doit baser
toutes les décisions médicales fondées sur celles de
l'expérience, qui aident efficacement à aplanir beaucoup de difficultés souvent très-embarrassantes, et qui
nous prouvent que la réflexion est la source féconde du

génie médical, où nous puisons une infinité d'idées salutaires, des connaissances claires et distinctes. Si l'on réfléchissait plus profondément sur les causes des infirmités humaines, et sur leurs diverses complications, on reconnaîtrait la nécessité de mieux étudier la gravité de leur caractère, souvent cachée sous des apparences trompeuses qui échappent à l'esprit frivole et sans défiance; l'art de ne pas les confondre et les moyens les plus simples, les plus sûrs et les plus propres à y remédier le plus promptement possible, pour prévenir leur complication et la chance de l'incurabilité. Car il arrive souvent qu'une petite cause, négligée ou ignorée, engendre des effets funestes; et si l'on mettait en pratique le merveilleux axiome, *principiis obsta, sero medicina paratur*, etc., on se mettrait à couvert des embûches du hasard, des soupçons et des reproches de sa conscience.

Ces connaissances sont de telle nature et si lumineuses qu'elles préservent les praticiens, de tout âge et de tout pays, des pièges de l'incertitude, et l'humanité des catastrophes qui marchent à sa suite. Mais elle n'en sera jamais exempte si les *solidistes* persistent à ourdir contre elle la trame la plus dangereuse, et à repousser les efforts de la raison physico-médicale et les témoignages les plus authentiques de la fidèle expérience, qui prouvent jusqu'à l'évidence que l'existence de tous les êtres de la nature est due à l'influence seule des fluides. Qu'ils daignent, ces *solidistes* insensés, porter leurs regards farouches sur les toits qui couvrent leur tête extraordinaire, sur les murailles qui entourent leurs propriétés rurales, sur les pierres isolées, sur les terres humides, sur le bord des ruisseaux, sur les vieux remparts, sur les masures, sur

les arbres, etc., etc., et ils les trouveront couverts de
mousse végétale, de toute forme, de toute couleur, de
différente consistance, etc.! Qu'ils interrogent alors
leur intelligence, leur esprit, leur raison et leur jugement, s'ils en ont, ils verront si aucun de ces végétaux
leur répondra que ce sont les solides les plus durs
qui leur ont donné l'existence! Mais toutes les facultés
intellectuelles s'accorderont pour leur démontrer
physiquement, que cette sorte de végétation ne tient
son origine que de la poussière fertilisée par le fluide
atmosphérique, qui lui entretient la vie et la perpétuité. Je laisse à ces savans physiologistes l'art de
m'expliquer le pourquoi et le comment, cette végétation a lieu sur les corps les plus durs et les plus inertes,
sans que le fluide aérien y prenne aucune part, et
pourquoi la dégradation et la décomposition s'empa-
rent de ces mêmes corps. Certes alors, en écartant
l'action de tous les fluides sur les solides, je serai forcé
de convenir qu'ils ont raison; mais, jusque-là, il me
sera permis de soutenir que la vitalité, la maladie et
la mort dépendent, absolument parlant, de l'influence
des fluides, et que toute autre opinion est une divagation manifeste.

La judicieuse réflexion, en mettant sous les yeux le
véritable mobile de toutes les actions morbides, découvre le premier principe de la science, les propriétés, les rapports des phénomènes, leur divers degrés
d'activité maligne. C'est par cette précieuse réflexion
que le vrai médecin, interprète fidèle de la nature,
doit décomposer les maladies les plus compliquées,
les ramener à leur véritable type, faire ressortir tous
ses accessoires et le conflit de ses divers mouvemens;
c'est par elle seule qu'il peut les distinguer, et se mettre

à même d'apprécier toutes les nuances qu'elles présentent; c'est elle qui conduit dans le sein de l'idée naturelle, où nous en apercevons une infinité d'autres, qui toutes concourent à relever l'éclat de la vérité qu'elle nous fait d'abord pressentir; et cet ensemble nous représente le vrai caractère de l'objet qui nous occupe, et que nous recherchons avec tant de sollicitude; c'est ainsi qu'en réunissant toutes les idées des faits pathognomoniques (signes propres à une maladie), vrais ou faux, de leur mobilité, de leur divisibilité, de leur intensité, que l'on a bien observés; c'est ainsi, dis-je, que l'on apprend à les distinguer, et à saisir la voie de ceux qui émanent directement de la source morbide, ou de ceux qui sont simplement sympathiques et indirects, c'est-à-dire de simples productions de ceux-là; car c'est de ces ramifications parasites que naissent la confusion des idées et les erreurs de la thérapeutique, ou plutôt de l'incertitude pratique. Il importe donc essentiellement, pour la rectification de ses idées, de savoir faire une grande différence entre les rapports secondaires ou sympathiques et ceux de la tige principale, intimement liés avec les racines ou le pivot, principe fondamental de leur existence. Détruire ces phénomènes collatéraux ou sympathiques, c'est élaguer un arbre, lui couper seulement quelques branches superflues, sans altérer la tige, dont les vices seront toujours les mêmes, jusqu'à ce que le génie rectificateur en ait détruit les élémens radicaux. C'est ainsi que l'esprit médical doit considérer l'étendue, la solidité, la mobilité, la divisibilité des diverses altérations, afin de bien connaître la nature de leurs propriétés, la grandeur de leur cercle; et c'est dans ce cercle que le médecin de la nature doit trouver le

critérium de la primitive causalité, et le modèle d'autres cercles de maladies, comme celui des affections
sympathiques, qui jette la plus grande confusion dans
l'esprit de la science.

Si l'ouvrage du premier agent de la vie est imparfait, la sanguification (changement du chyle en sang)
et la nutrition, doivent nécessairement se ressentir de
sa manière d'être. Dès-lors, l'harmonie organique
commence à se troubler et à entrer en décadence. La
nature soudain s'aperçoit qu'il s'est introduit, malgré
sa rigoureuse surveillance, dans ses propriétés un
génie malfaisant, qu'elle ne perd point de vue, et dont
elle observe la conduite. Aussitôt elle proportionne
ses moyens de défense à son caractère ; elle les développe, en raison de son intensité, de sa résistance, et
de la nécessité d'une plus ou moins prompte expulsion,
mais elle a souvent besoin d'un secours auxiliaire,
bien réfléchi, scientifique, et bien approprié à la rigueur des circonstances. L'évidence physique, qui
remplit tous les sens, ne prouve-t-elle pas assez que la
santé repose tout entière sur la liberté et la bonté des
fluides, et la maladie sur la gêne de leur mouvement
et du vice qui la produit. Ne doit-on pas, sagement,
conclure que c'est à leur état d'inertie ou d'irritation
que l'on doit rapporter toutes les affections animales.

Il suffirait sans doute de faire parler l'énergique
expérience, pour anéantir, à jamais, la secte irréfléchie
des *solidistes*, qui n'a imaginé son affligeante doctrine
que pour courir après une célébrité ridicule et falla-
cieuse, et lui mettre sous les yeux (*sed oculos habuit
et non vidit*) toutes les intempéries qui découlent tout
naturellement de la masse des fluides, tant de ceux qui
nous entourent que de ceux qui roulent dans nos

veines, infectés de principes délétères, qui couvaient
depuis long-temps dans les propriétés vitales, dont la
puissante énergie a été réveillée pour leur imposer
silence, les attaquer victorieusement et les forcer à la
retraite. Elle n'a pas vu, cette secte aveugle et anti-
philosophique, que les fluides sont l'ame de la nature
entière; que c'est à leur essence particulière qu'elle
doit sa création, sa conservation et sa destruction?
N'est-ce pas à l'absence du fluide régénérateur que l'on
doit attribuer le défaut d'érection des parties génitales dans le règne animal, comme l'on en trouve la
conviction dans l'enfance, la vieillesse, chez les éu-
neuques, etc., etc.? N'est-ce pas à l'appauvrissement
des fluides du règne végétal qu'est dû le dépérissement de tous les êtres qui le composent? N'est-ce pas
au vice des fluides que l'on doit rapporter l'origine
de presque toutes les maladies qui attaquent les trois
règnes? Dans le règne animal, toutes les éruptions,
teignes, dartres, gales, lèpres, flegmon, chancres
rongeans(1), cancer, squirrhe, abcès, tumeurs froides,

(1) Pour atterrer les solidistes et anéantir leur doctrine physiologique, comme premier mobile de toutes les actions vitales, doctrine qui déshonore la philosophie médicale, je vais rapporter une
observation frappante que l'on pourrait assimiler à tant de milliers
d'autres aussi convaincantes de l'affreux effet des fluides, métastases, ou humeurs répercutées; humeurs que la folle doctrine du
jour ne veut plus admettre, pour donner de l'importance à un
système qui choque le moindre discernement et le sens le plus
vulgaire. Voici le fait le plus avéré.
Madame Rivier, marchande de cette ville (Milhau), âgée de 40 ans,
portait depuis vingt ans une loupe énorme à son genou droit. Elle eut
un jour le malheur de dégringoler une douzaine de marches de son es-
calier, et d'écraser sa loupe mélicéris. Au bout de quinze jours, la
tumeur a entièrement disparu. Bientôt, elle éprouve une anxiété

emphysème, leucoflegmatie, hydropisie, loupes de toute espèce, etc. , etc, (1) Tous ces effets ne reconnaissent-ils pas pour cause efficiente, le vice des humeurs ?, Le règne minéral ne présente-t-il pas, à son

générale, des frissonnemens continuels, des maux de tête cuisans, des nausées , etc. Dans l'espace de deux mois, la nature,, importunée du reflux d'une humeur dont elle s'était déjà débarrassée en la réléguant au génou , cherche à la repousser encore de son sein , et à en déterminer l'issue sur l'os de la pommette droite. Il s'y forme bientôt un *noli me tangere*, dont les progrès deviennent fort rapides. Elle court aux lumières de Montpellier, mais l'art chirurgical, méconnaissant la cause tranchante (qui cependant devait frapper tous les yeux), n'en arrêta pas les progrès sinistres, ce qui était facile en rappelant l'humeur loupeuse à la peau, par plusieurs larges vésicatoires; enfin, elle mourut le visage tout dévoré par cette humeur âcre.

. (1) Madame Eustache Duhanap, habitante de la butte Montmartre, affligée, depuis quatorze ans, d'une énorme loupe qui avait pris naissance derrière le globe de l'œil droit, et l'avait placé à côté de l'aile droite du nez, pour faire place à son grand accroissement; et voulant se débarasser de son infirmité, elle avait recouru à l'art, qui lui proposa d'abord l'extirpation comme unique moyen de guérison; mais elle s'y refusa avec opiniâtreté. Dèslors, on mit en usage des topiques qui, par leur irritation, formèrent une plaie et rendirent cette tumeur cancéreuse, qui a resté dans cet état pendant trois ans.

Le premier septembre 1827, son mari est venu avec elle me faire voir cette loupe, m'en faire l'histoire, et me prier de trouver quelque moyen de la guérir, sans le secours d'aucun instrument tranchant, dont elle avait la plus grande horreur, depuis l'exemple fatal de plusieurs victimes. Le lendemain, je commence mon entreprise, à la vérité, fort douteuse. Je fais marcher le traitement intérieur et dépuratif avec l'extérieur, pour la destruction du vice radical de l'humeur loupeuse. Le succès le plus complet a couronné notre entreprise; et dans quelques mois de patience et de constance, elle a été radicalement guérie à l'étonnement de tout le monde. L'orbite s'est formé, et l'œil est remonté sur le bord de cette cavité.

tour, les effets de l'influence maligne des fluides, la rouille, la dissolution des minéraux, etc., etc.? N'est-ce pas aux températures brûlantes, aux longues sécheresses, que l'on doit la stérilité des terres, de graves maladies, le dépérissement des végéteaux, des épidémies, etc., etc.? N'est-ce pas aux longues intempéries humides qu'appartient grand nombre de fluxions catarrhales, douleurs rhumatismales, etc.? N'est-ce pas le débordement annuel du Nil qui donne la fécondité à l'Egypte et fait le bonheur de ses habitans? N'est-ce pas enfin dans les divers fluides que l'auteur de la nature a placé tous les élémens de la création, de la conservation et de la destruction? N'est-ce pas l'action aérienne qui fait avaler les alimens mâchés et les boissons, en devient l'introducteur fidèle et constant, titille les organes digestifs pour en faciliter la digestion et la dissolution, ranime et entretient le mouvement péristaltique, entraîne le chyle dans les voies lactées, l'assimile au sang auquel il communique ses bonnes ou mauvaises qualités, et dont il favorise toutes les sécrétions, les excrétions du corps, et entretient, avec celui qui anime le souffle de la vie (le poumon), la circulation, etc., etc.?

Tout concourt donc à prouver mathématiquement que la plupart des altérations de l'harmonie animale ne dépendent que des obstacles ou mouvemens progressifs des fluides, ou de leur exaspération; et si la pathologie, dont le propre est d'expliquer l'origine de tous ces obstacles et de cette perversion morbide, descend, avec les yeux d'une grande perspicacité, dans la machine animale et qu'elle en parcoure tout le mécanisme, elle en découvrira les altérations dans le trouble des humeurs, dont le cours est augmenté ou ralenti, suivant l'énergie de la cause motrice. C'est donc dans leur sein qu'il faut aller chercher le principe du bien ou du mal.

Ce serait abjurer les leçons de l'expérience que de rendre les organes de la digestion seuls coupables de tous les maux qui affligent le règne animal ; il en est d'autres, sans doute bien cruels et bien dangereux, qui s'introduisent dans l'économie vivante, très-saine d'ailleurs, par l'organe cutané ; et c'est de cette source impure qu'émanent grand nombre de maladies chroniques, telles que les catharres pulmonaires, ceux de la tranchée artère, de l'œsophage, l'asthme, la phthisie, la catalepsie, les céphalées, les courbatures fugaces, le rhumatisme, la paralysie, la goutte, les tumeurs catarrhales (1), l'hydropisie, etc. , etc.

C'est à la disposition des fluides, à l'équilibre parfait des sécrétions, à l'ordre des mouvemens excrétoires qu'est due la meilleure santé. Mais entourées de tant d'élémens insidieux, physiques ou moraux, peut-

(1) La canicule de l'an ix de la république française fut si brûlante, que presque tous les habitans de la ville de Milhau allaient se baigner tous les jours dans la rivière du Tarn qui longe presque ses murs. Une fluxion catarrhale, avec grosses tumeurs au cou, à la tête, et autres parties extérieures du corps, ne tarda pas à se manifester avec fièvre, maux de tête, de poitrine, de violentes courbatures dans tous les membres, etc. Dans un mois, j'en eus quarante-trois, pour ma part, à traiter. La nature, fort heureusement vigoureuse, repoussa au dehors l'humeur importune que l'imprudente immersion dans l'eau de la rivière, toujours un peu fraîche, en état de transpiration sensible excitée par la chaleur atmosphérique, avait répercutée (si toutefois l'action rétrograde peut avoir lieu) ou porté un grand refroidissement sur tout le système poreux, et bouleversé celui de la circulation, etc. Tous furent guéris en rappelant l'humeur à la peau.

elle se promettre de rester long-temps inaccessible à
leurs atteintes; si elle se préserve soigneusement des
indiscrétions de l'appétence, de la perfidie du goût,
qu'elle se tienne en garde contre tous les excès, qu'elle
bride fortement les passions de l'ame, etc., etc.,
pourra-t-elle se défendre, cette brillante santé, des
atteintes d'un ennemi, non moins redoutable, qui
veille autour d'elle, pour la surprendre dans une disposition favorable à l'exercice de ces qualités malignes;
comme, par exemple, aux mauvaises impressions d'un
air froid dans un état de moiteur sensible, cause éternelle de grand nombre de maladies chroniques? Cette
impression froide est toujours relative à l'action donnée, à l'état de relâchement du tissu-sous-cutané, des
pores et de leur excrétion. Si cette impression est vive,
la constriction de la partie cellulaire est plus considérable, se prolonge plus intérieurement, et y cause
plus de désordre par le refroidissement qu'il porte
dans les sucs muqueux (1), naturellement disposés à

(1) Il est un point de doctrine physiologique que je n'ai pu encore expliquer ni comprendre. Eh! comment pourrai-je le faire,
puisque les savans physiologistes ont gardé un profond silence
sur un sujet aussi important à la pathologie, dont les organes se
taisent également sur une question des plus intéressantes, que
voici.

La répercussion de l'humeur cutanée s'opère-t-elle par reflux
long et prolongé dans les organes essentiels à la vie, ou seulement
par refroidissement des glandes muqueuses, où le suc lubrifiant,
partageant l'impression froide, se coagule, devient soudain corps
étranger, y contracte un principe délétère, qui gêne, irrite, soulève
la membrane fibreuse, qui cherche à se débarrasser de l'importunité de cette matière gluante et tenace, comme, par exemple, dans
les catarrhes de l'œsophage et de la trachée-artère. De là, une toux
continuelle plus ou moins intense, qui ne trouve de terme qu'a-
près la coction, la maturité entière et l'expulsion totale de cette

la coagulation, ou pâtosités albumineuses, d'où naissent les fluxions catarrhales de diverses espèces. Mais
si cette impression aérienne est moins sensible, la répercussion de l'humeur de la peau ne dépasse guère le
tissu cutané, qui probablement se refroidit, pervertit
tout à coup l'ordre naturel, contracte un principe
d'acrimonie acide; s'insinue dans la circulation par
les bouches béantes de ces canaux relâchés par la chaleur intérieure; jette les fluides séreux dans la con-
densation et dans l'inertie; de là, circulation lente et
pénible, engouement général du système vasculaire,
mouvement systaltique (qui contracte, qui resserre),
maladie des fluides qui entraîne celle des solides, entièrement subordonnés à leur influence; manifestation
d'engorgement intérieur et extérieur, douleurs fixes
ou vagabondes, péril à la demeure. L'apathie, la négligence de la partie intéressée, l'impéritie de l'art,
tout enfin concourt à l'agrandissement de cette cause,
traînant à sa suite défaut de fluidité, empâtement universel, et donnant lieu à cette *ténuité des liquides*, dont
on nous a tant parlé, sans nulle explication, d'où
doit résulter nécessairement une infinité d'autres maladies chroniques.

La constance des phénomènes prouve toujours l'intensité de la cause, la faiblesse des moyens curatifs et
ses tristes résultats. A la science seule appartient la
clef des symptômes radicaux, et l'art d'en détruire la
source impure. Mais cette science si merveilleuse et si
difficile à pénétrer, est horriblement livrée à l'arbi-

cause matérielle et visqueuse. Ce mode d'action manque à l'instruction médicale. La raison m'a fait adopter ce dernier sentiment.

traire, à la stupidité de tous ceux qui veulent l'exercer sans jamais l'avoir apprise; aussi *frequenter errata eorum occultat terra*. C'est donc dans l'étude de ses principes élémentaires qu'il importe essentiellement de chercher la vérité des premières actions morbifiques, et la solidité des indications à remplir. Mais il faut qu'une intelligence bien éclairée et une instruction physique dirigent les ressources de l'art, pour produire une heureuse révolution dans la nature assiégée de mille maux.

On peut établir en principe, que chaque trait de la science pratique, qui frappe directement la cause fondamentale d'une maladie, atteint les phénomènes qui en émanent, et qui disparaissent aussitôt que ce premier mobile est réduit à un absolu silence. On voit, soudain, le calme succéder à l'orage, et le triomphe de l'investigation. Mais malheureusement l'homme sensé, judicieux et raisonnable, s'abandonne trop facilement à la fatale prévention qui égare son esprit, et le met dans le cas de ne pouvoir apprécier l'opinion erronée à laquelle une confiance aveugle a donné quelque apparence de vérité et de crédit, le motif particulier qui la met en avant et qui cherche à la décorer d'un caractère qu'elle ne mérite pas. La prétendue fièvre jaune, dont la prévention a séduit les plus grands médecins, en offre un exemple frappant; maladie dont je me suis engagé envers l'académie royale de médecine, de débrouiller le chaos et de la faire rentrer dans sa place, d'où elle n'aurait jamais dû sortir, si le jugement médical avait eu quelque empire sur une chimère qui a terrorifié tous les esprits et fait beaucoup de mal. Je vais incessamment mettre cet ouvrage au grand jour.

Rien de cet ordre symptomatique qui ne tienne à l'esprit investigateur le langage de la fidélité de ses

expressions; qu'il les interroge séparément, chacune
lui répondra qu'elle émane directement ou indirecte-
ment d'une source plus ou moins vicieuse, qui est
venue troubler la fluidité des humeurs, leur équilibre
et leur harmonie spéciale. Qu'il consulte la raison
écrite d'Hippocrate, les sages maximes de la raison
physico-médicale et les divers sentimens de la nature
plaignante, les uns et les autres lui diront que tous
ces effets morbides et désorganisateurs viennent de ce
vice radical, et qu'ils sont exclusivement son ouvrage;
que loin de ce mouvement tumultuaire de la prévention, il descende dans ses profondes réflexions, le
sentiment intime le rappellera à ce devoir éclatant de
vérités. Aussi, sans cette habituelle fidélité aux vrais
principes, qu'est le médecin aux yeux de la société
malade, un fantôme de la science, un ennemi de l'humanité affligée, ne se tenant jamais en garde contre
les insidieuses suggestions d'une opinion déréglée et
générale, dont les actions démentent, à chaque instant,
les assurances de sa bouche.

De toutes les excrétions qui s'opèrent dans le corps
de l'animal, la plus soutenue et la plus abondante, est
sans contredit celle de la peau, par où s'échappent
toutes les superfluités de la décomposition alimentaire :
ce sont les matières les moins excrémenteuses du
sang, les plus ténues, les plus volatiles, les plus propres à l'évacuation continuelle; tandis que les plus
grossières et de nature différente sont destinées à un
autre mode d'évacuation, celui de l'anus, de l'u-
rètre, etc. C'est à cette excrétion urineuse qu'est réservé je droit exclusif d'achever la purification du
sang, pour le remettre en parfait équilibre, après l'a-
voir délivré des viscosités enrayantes, prévenu leur

stase, détruit celle qui existait, etc. C'est la seule voie
favorable à l'expulsion de ces causes matérielles ; et c'est
la seule ressource, de concert avec la longue suppuration d'un large vésicatoire, de l'art de guérir les maladies chroniques. Les notes ci-dessus en offrent la conviction, auxquelles j'aurais pu en joindre mille autres.

L'expérience ne semble-t-elle pas nous avertir que
de toutes les suppressions d'excrétion, celle de la peau
est la plus dangereuse, surtout celle des exutoires, dont
la nature se réjouit que l'art soit venu à son secours
pour ouvrir une porte à l'ennemi qui la dévorait lentement, et favoriser sa fuite en la mettant à même de
profiter de cette issue pour s'en débarrasser entièrement par une longue suppuration (1). Que d'individus

(1) La malheureuse expérience n'a cessé de prouver, et prouvera, à jamais, que l'interdiction de ce bienfaisant écoulement a
causé mille fois la mort à des malades, par l'imprudence et l'ignorance des malades ou des gens de l'art qui ne connaissent point
les lois de la nature, surtout de ces jeunes présomptueux, tels
que l'ignorant Flandin, qui, contrariant impérieusement, et par
excès d'aveugle amour-propre, les bienfaits de la nature, déjà
amplement restaurée par une suppuration de vingt jours chez la
femme Lefèvre, pleine d'humeurs visqueuses, se gendarme contre
le sens commun, condamne ce bienfait de la nature, rejette le traitement dépuratif d'un vieux médecin de cinquante ans d'observation et d'expérience, inonde l'estomac de cette vieille femme d'un
torrent de bière, depuis dix heures du matin, et lui en fait boire
quatre bouteilles dans quatre heures, au bout desquelles de vives
douleurs d'estomac, des nausées et vomissemens se manifestent ;
elle crie qu'elle est morte. On court à la Charité chercher l'olibrius
qui, rendu auprès d'elle, rougit de l'état déplorable où il a
plongé cette infortunée malade. Il a recours aussitôt au système contrariis contraria curantur, et lui fait avaler un grand verre de vin de
Bourgogne, et envoie en même temps prendre chez le pharmacien une bouteille de vin de quina, dont il lui prescrit un verre à
prendre toutes les heures, pendant la nuit, à la fin de laquelle se

travaillés, depuis long-temps, de douleurs vagues, ne voit-on pas boiteux, bossus, estropiés, borgnes, aveugles, sourds, etc., par la fixation de ces humeurs vicieuses, soit dans les articulations, soit dans d'autres parties du corps? n'est-ce pas elles qui sont la cause de la plupart d'ankiloses ou du déboitement des os (1),

déclare une forte fièvre; et vingt-quatre heures après, l'enflure se manifeste dans toute la partie droite et immédiate de la prompte supression de la suppuration de la plaie qui était sur la joue du même côté; et, quatre jours après, elle est morte de ce reflux de matière purulente; mais ce qu'il y a de singulier, c'est que l'enflure se soit bornée au côté droit, sans qu'elle ait porté aucune atteinte à la partie gauche, ni à aucun viscère, etc.

(1) Dans le mois d'août 1825, j'ai vu trois malades, dont l'histoire ne sera pas ici déplacée pour continuer de combattre et de convaincre les stupides anti-humoristes; savoir : 1° M. Fél... Her..., âgé de 14 ans, qui, depuis environ six, était pris d'une douleur ambulante, laquelle, par défaut de prévoyance et de soins, avait fini par se fixer dans la cavité cotyloïdienne. M. Br., médecin ordinaire de cette famille, méconnaît le vice arthritique, assure que la douleur dépendait de l'accroissement de l'enfant, et qu'elle passerait bientôt. La famille se laisse persuader par une confiance aveugle, et fait partir le jeune malade pour le collège de Belmont. Ce voyage à cheval redouble les douleurs.

Le chirurgien Ca..., ne connaissant pas mieux la maladie (certes, la médecine n'étant pas de son ressort, quoiqu'il la pratique comme font tous les gens de sa classe sans l'avoir jamais apprise, il ne faut pas s'en étonner), ordonne fort lestement, par routine et sans connaissance de cause, les bains d'eau minérale sulfureuse de Sylvanez. Au second bain, l'enfant se trouve fort agité avec des douleurs très-aiguës dans la partie gorgée et dans les environnantes. On s'obstine pour leur usage; les douleurs augmentent de plus en plus. La continuation de ce moyen bouleversateur agit fortement sur l'humeur gorgée dans la cavité cotyloïde qui, rudement travaillée par l'action sulfureuse, entraîne dans sa suite le déplacement de la tête du fémur hors de sa cavité, et la fixe sur son bord extérieur; d'où un peu plus de surveillance et de sagacité

des exostoses et d'autres maladies graves. Je ne finirais
point si je voulais faire l'énumération de tous les maux
qu'occasione la répercussion de l'humeur cutanée et
de toutes les circonstances qui y donnent lieu. En un
mot, il n'est pas un seul homme qui ne se soit aperçu,

l'aurait bientôt rétablie dans son état naturel, aurait préservé cet
enfant de béquilles supplémentaires et d'être estropié pour le reste
de ses jours.

2° Théodore Matet, âgé de douze ans, avait, depuis plusieurs
années, une humeur vague dans son sang, qui s'était fixée d'a-
bord sur la jambe gauche avec tumeur, sur laquelle le même docteur applique des remèdes fondans et répercutifs. L'humeur que
la nature s'efforçait d'exiler de son sein, est contrainte d'y rentrer
et d'y renouveler les douleurs : mais cette nature merveilleuse et
plus forte que l'ignorance de l'art, fait résistance à la nouvelle oppression, et réveille toute son énergie pour combattre une seconde
fois cette impureté fâcheuse, et parvient à la reléguer dans l'articulation de la main gauche avec l'avant-bras. Elle profite de ce
foyer de faiblesse pour y accumuler tout ce qui peut déranger son
harmonie. La chaleur du sang ne tarde pas à y jeter le fondement
d'une ankilose, que l'impéritie du même médecin favorise de plus
en plus, pendant trois ans, par son obstination dans l'usage des
topiques fondans de toute espèce et d'autres moyens contraires. Il
faut convenir qu'il faut être bien borné, bien ignorant, pour
s'obstiner à renvoyer à la nature l'ennemi qu'elle s'efforce de mettre
dehors.

On me présente cet enfant, dans le mois d'avril 1825. Je ne
trouve plus aucun mouvement articulaire dans cette partie tuméfiée, elle est roide comme une barre ; l'ankilose me paraît complète, je donne fort peu d'espoir de guérison. La tendresse pater-
nelle et maternelle veut, néanmoins, tenter encore un dernier
moyen. Je fais une consultation pour un traitement méthodique,
dépuratif et évacuant, tant par les intestins que par les urines et
la peau. Elle est suivie ponctuellement pendant quatre mois, au
bout desquels notre essai est couronné du plus grand succès, et à
notre grand étonnement. Le malade, dans trois mois, recouvre le
jeu de l'articulation, et promet une guérison radicale qui s'opère
dans deux mois de plus, par la continuation de son traitement
dépuratif et le long écoulement d'un large vésicatoire à la partie

dans le cours de sa vie, que toute impression du froid,
de l'humidité de l'air ou de l'eau froide avalée dans
des momens de chaleur intérieure, de transpiration,
de grande altération qui enflamme le désir de satisfaire
ce pressant besoin et impose un silence absolu à la

opposée du mal, pour l'expatriation irrévocable de cet ennemi
dangereux.

3° Rose Fossemale, du même village, âgée de 20 ans, avait hérité de sa mère, qui toute sa vie a eu les yeux éraillés, les paupières
écarlates avec un écoulement continuel d'humeur âcre et icho-
reuse ; avait hérité, dis-je, de la même affection acro-bilieuse
dans les paupières. Dans l'hiver de 1825, par une révolution physique ou morale, l'humeur rongeante de ses yeux se déplace tout
à coup et se porte sur l'utérus, où la nature cherche à lui donner
une issue favorable. Les yeux aussitôt se trouvent délivrés de la
présence importune et dangereuse pour la vue de ce fluide rongeant. Dans cet état de choses, je suis consulté, et je félicite la malade du bonheur de cette déviation humorale, en lui faisant sentir la nécessité de seconder les vues de la nature, qui tendent
toutes à l'expulsion de cette humeur que nous devons favoriser par
un traitement méthodique et dépuratif, long-temps continué pour
parvenir à la destruction totale de ce vice acrimonieux. Elle en
contracte l'engagement. Je lui envoie, de Milhau, la consultation
pour la mettre à exécution vers le commencement d'avril, seule
saison favorable à la guérison des maladies chroniques.

Les parens négligent la mise à exécution de l'ordonnance. Vers
le commencement de juin suivant, l'humeur utérine, ou perte
blanche considérable, venue des yeux, où elle avait resté vingt
ans, c'est-à-dire née avec elle, s'arrête spontanément par quelque exercice immodéré dans les grandes chaleurs, ou par une
commotion morale, reflue dans la circulation, et revient à la tête,
son ancien domicile, où elle se répand dans tout le système cérébral, y cause de grandes douleurs ; ravit à cette infortunée toutes
les facultés intellectuelles, et la plonge dans un état de stupidité
déplorable, dont le même docteur Br... n'a pu détourner, comme à
son ordinaire, les suites fâcheuses. Cependant, les indications
étaient si sensibles, que le moindre sens commun se serait empressé
d'appeler de toute part de larges vésicatoires pour rouvrir une
porte à cette humeur phagédénique (rongeante), dont la nature

raison qui le désavoue ; que cette impression, dis-je, ne soit extrêmement dangereuse. J'ai vu un jeune homme de vingt-deux ans, très-robuste, qui, pour avoir bu en état de fatigue, de chaleur et de sueur, de l'eau d'une source vive et très-fraîche, se sentit incontinent un frisson général, les jambes comme rompues, défaillantes, pouvant à peine le porter. Mais forcé de se rendre chez lui et pressé par l'approche de la nuit, ce sentiment ranima son courage et ses forces pour parcourir la distance d'une lieue qui le séparait de sa famille, où, à peine arrivé, il tomba dans une lipothymie (défaillance) alarmante, d'où il ne fut retiré qu'au bout d'une demi-heure par une hémorrhagie nasale, à laquelle succéda une longue hémoptysie (crachement de sang), avec défaillances continuelles d'estomac, pendant près de six mois, et de l'oppression après les repas. (Le vulgaire appelle avec beaucoup de justesse et de raison cette maladie *sanglacement.*) Un traitement restaurant et analogue à cette circonstance critique pendant plusieurs mois, me donna la satisfaction de le rappeler à la santé, dont il a joui, depuis lors, de tous

cherchait depuis long-temps à se débarrasser ; mais, abandonnée à ses propres ressources, elle a réagi avec une efficacité si merveilleuse, qu'elle est parvenue à la chasser de l'organe cérébral, et à la rétablir dans son ancienne retraite, les paupières et le sac lacrymal, où elle reprit son écoulement ordinaire ; et, peu à peu, le sentiment de stupeur, d'imbécillité et d'aliénation mentale périodique a cessé. Le rétablissement de l'ordre morbido-primitif a ramené la malade à la raison. Que répondront ces solidistes, ces flegmasistes exclusifs et présomptueux, à l'évidence de ces métastases alternatives et d'une infinité d'autres qui s'opèrent journellement, et qui causent tant de malheurs, tant de morts subites, d'attaques d'apoplexie, de paralysie, etc. Il n'est pas douteux que tous ces accidens ne seraient jamais arrivés si l'art s'était appliqué exclusivement à la discussion de la cause matérielle par les spécifiques dépuratifs qui ont délivré cette malade de son humeur rongeante.

les privilèges. Il n'est pas douteux que s'il n'avait pas
eu un long trajet à faire pour se rendre chez lui, le
sanglacement n'eût été complet et n'eût occasioné la
paralysie de tous les membres, et une mort très-prochaine.

Le 26 novembre 1828, revenant du faubourg Saint-
Germain, j'arrive chez moi, rue des Vieux-Augus-
tins, avec chaleur et soif, je bois un verre d'eau et
de vin, que je sens froid. L'oppression m'empêche de
dormir de toute la nuit. Le lendemain matin, je suis
pris d'un catarrhe qui me rend la respiration haletante, et m'empêche d'articuler un mot. J'ai resté
plus d'un mois dans cet état, dont m'ont retiré les
toniques, et particulièrement une bonne tasse de café
pur, le soir en me couchant, qui, en réorganisant
l'appareil digestif, excitait la transpiration dans la
nuit ; et au bout de vingt jours, il a établi l'expectoration de viscosités considérables ; ce qui a duré près
de six mois. Voilà l'effet des impressions froides en
état de chaleur et de transpiration, et des imprudences.

Je dois ajouter à l'effet de la vive répercussion de
la transpiration l'histoire de la mort d'une sœur noire
de l'hôpital de la ville de Milhau, âgée d'environ
vingt-cinq ans, moins heureuse que ce jeune homme,
par le défaut d'un traitement convenable. Cette dame,
par tempérament pituiteux, suait habituellement beaucoup, surtout des pieds où elle est infecte ordinairement. Un jour des grandes chaleurs de l'été, il lui
prend envie de laver ses pieds mouillés de sueur, dans
une petite source à tuyau qui est dans la cour de l'hôpital, dont l'eau est extrêmement fraîche. La transpiration s'arrête subitement ; aussitôt elle éprouve un
grand frisson. La nuit elle est percluse de tous ses

membres; la fièvre se déclare et devient continue, avec de violentes exacerbations le soir ; sécheresse à la peau : oppression , météorisme du ventre ; visage enflammé, maux de tête, de gorge, etc. , etc. Elle meurt le septième jour, victime de l'impéritie, qui, dénuée de toute réflexion judicieuse, ne s'est pas occupée de se rendre compte de la cause palpable de tant d'effets sinistres que la moindre intelligence aurait aperçus, sensiblement, dans la foudroyante répercussion de l'humeur fétide des pieds, et de celle de toute l'habitude du corps , et aurait conseillé de se hâter de la rappeler à l'extérieur , de rétablir l'équilibre avant que l'incendie fût allumé dans la circulation, et, de là, dans tous les systèmes de l'économie, etc., seule ressource pour prévenir les désordres affreux de cette répercussion.

Si cette excrétion cutanée, plus ou moins sensible , se partage avec les urines les principes grossiers qui roulent dans la circulation , et que les fonctions de part et d'autre soient toujours en rapport exact entre elles , et de bonne intelligence , il est rare que le mécanisme de la vie animale soit dérangé. La liaison de ces deux fluides est si intime , que l'abondante excrétion de l'un ne s'opère qu'au détriment de l'autre. De là vient que le flux excessif d'urine (Diabétès) rend toute l'habitude du corps aride, en lui ravissant la faculté de remplir sa tâche excrétoire , de balancer leurs attributions respectives, en entraînant dans son torrent la source que la nature lui avait répartie et confiée ; et *vice versâ*, la perte excessive de ce fluide par la peau, intercepte à son tour le cours ordinaire de l'urine, et n'affaiblit pas moins tous les systèmes. Qui ne sait que la résorption de ces substances excrémentitielles ne peut que porter le plus grand préjudice dans la masse générale des humeurs (vice que l'esprit, déraisonnablement novateur, et en pleine révolte contre les lois naturelles, ne veut pas admettre, malgré les imposantes leçons de l'observation et de l'expérience de tous les siècles), et que la plus perfide de toutes les suppressions est celle de l'excrétion cutanée? Pourquoi? demandera-t-on : parce qu'elle porte un poison, plus ou moins lent, dans la sérosité du sang, qui mine insensiblement l'harmonie vitale, et prépare ses organes à un état, ou d'irritation ou d'inertie, selon la virulence de l'action donnée de langueur et de défection complète des ressources sanitaires; état auquel il est souvent impossible de remédier quand on s'aperçoit des progrès du mal. Des facultés dépuratoires et réparatrices dépend absolument le rétablissement de l'ordre dans l'économie animale; et c'est en vain que l'on tentera d'arriver à cette fin heureuse, par les voies bizarres de cet être de raison, qui répugne, révolte la nature, et toutes les facultés de l'intelligence humaine. *Flegmasie*, *sangsues*, *moutarde*, *vésicatoires volans* (enfans des esprits volans), *huile de ricin*, et *sirop de gomme*; remèdes à tous maux, moyens qui troublent presque toujours les bases de l'ordre naturel, aggravent très-souvent les maladies, et les rendent incurables.

La somme de bien, que procure la transpiration réglée et naturelle, n'est pas comparable à celle des maux qu'elle enfante par son déréglement; et l'on en trouve la raison dans les nombreuses expériences du célèbre Sanctorius, médecin de Padoue, qui a démontré, jusqu'à l'évidence, que nous perdons cinq fois autant par cette seule évacuation que par toutes les autres ensemble. Quels désordres ne doit donc pas produire l'énorme quantité de molécules corruptrices

qui se replongent dans le sang par le contact immé-
diat d'un air froid, et par sa vive impression sur l'organe cutané chaud, et en état de moiteur; source de
tant de maux, de ces maladies de *cohérence* des fluides,
de cette *ténuité*, dont on nous a tant parlé, sans nulle
explication de leur cause efficiente, etc., etc.

Le Diabétès ne saurait être compris dans cette
classe qui embrasse spécialement toutes les maladies
de la lymphe, très-susceptible de coagulation à la
moindre impression physique ou morale, d'épaississement pathologique, surtout dans les capillaires, et, à
la longue, dans les vaisseaux à plus grand calibre;
de là divers germes de maladies chroniques; effets
proportionnés à l'action répercussive, etc.; mais bien
dans celle où les organes de la digestion jouent le
principal rôle, et deviennent les fabricateurs de presque toutes les maladies aiguës, à plus ou moins grand
caractère.

Je vois encore avec peine que la cause de cette maladie, flux excessif d'urine, est servilement soumise
à l'arbitraire; que l'observation et l'expérience, dont
on vante tant les découvertes avantageuses, n'ont rien
fait jusqu'ici pour elle; qu'elle ne cesse de gémir sous
le voile de l'incertitude; et cette vérité est incontestable, puisque l'aveugle crédulité a reçu favorablement, depuis des siècles, l'impression des sentimens
tout-à-fait contraires à ceux de la nature, à la vérité
de la cause essentielle de cette affection morbifique;
que l'on a accueilli cette opinion sans la soumettre à
aucun examen rigoureux; et c'est ainsi que s'est accré-
ditée l'erreur de *relâchement du tissu rénal*, etc. En
effet, si l'esprit, avide de notions naturelles, et d'é-
claircissement sur ses doutes, parcourt les ouvrages de
médecine, il n'y trouve que des images plus ou moins

ressemblantes aux premières illusions , les traits caractéristiques des vieilles opinions. Il n'aperçoit nulle
part le langage de la raison naturelle , l'analyse exacte
des causes déterminantes de tant de faits morbides ,
les moyens de distinguer les vrais symptômes d'avec
les faux , c'est-à-dire des idiopathiques d'avec les sympathiques , ni le secret de les interroger séparément,
pour se garantir de leurs pièges. S'il consulte les opinions et les maximes de ces écrivains qui ont rempli
le monde d'une fausse gloire ; il n'en rencontre pas
une seule qui soit basée sur les principes immuables
de la nature, et de telle ou telle constitution idiosyn-
crasique , mais bien sur une foule de préjugés , que le
défaut d'étude des lois organiques , et de pénétration
dans le premier mobile de tant d'actions désorganisatrices, a consacrées pour toujours. Mais il faut espérer
qu'il paraîtra enfin quelque génie pour la rectification de tant d'erreurs , qui font la honte de la plus belle
des sciences ; qu'il s'occupera sérieusement de scruter
les principes des diverses affections physiques mécon-
nues jusqu'ici ; qu'il mettra tout à sa place par ses sages
et profondes interprétations ; et qu'il dissipera tant de
nuages qui obscurcissent le monde médical , et font
les plaies les plus dangereuses à l'humanité. Il est pro-
bable que , jusque-là, les préjugés et les systèmes, base
des fausses doctrines , l'emporteront toujours.

C'est ainsi que les divers degrés d'inflammation
rempliront à jamais toutes les têtes et seront rapportés
sans cesse à l'influence des solides, à l'ébranlement
nerveux , etc., sans se demander d'où peuvent venir
ces lésions, ces effets dénaturés ; et le Diabétès ou *relâchement* prétendu *des organes urinaires* , etc. ; erreur
d'autant plus grande , qu'elle est journellement dé-
mentie par la force de la raison , de l'observa tion et

de l'expérience, puissances que l'on n'invoquera jamais en vain. J'ose affirmer que sur mille diabétiques que j'ai eu occasion de traiter, comme je l'ai déjà dit, je n'en ai pas rencontré un seul qui ait éprouvé cette maladie par de telles causes, surtout de celles *des suites de maladies aiguës, de toute espèce de fièvres, de grandes évacuations, de grandes fatigues des organes urinaires, etc., etc.*, comme le prétend A. R.; mais bien quelques maladies aiguës, qui se sont terminées par la crise heureuse des urines, dont le débordement n'a duré pour l'ordinaire que deux ou trois jours, à laquelle je me suis bien gardé de donner de nom de Diabétès. La réflexion, ma fidèle compagne, m'a sagement conduit à la méditation ; et celle-ci m'a préservé de l'illusion qui devient fréquemment le triste apanage de l'esprit crédule et sans défiance, s'empressant d'adopter toute sorte d'opinions, à peine revêtues d'un air de vraisemblance, sans se soucier de la recherche de la procréation d'effets perturbateurs. Seule vérité propre à dessiller les yeux, à éclairer l'intelligence et à porter dans l'ame la conviction de sentimens que l'on n'aurait jamais soupçonnés ; effets dont le vrai caractère ne peut être mis en évidence que par une description analytique, et par une profonde étude du génie créateur, direct ou indirect, des mouvemens perfides qui mettent à contribution toute l'économie animale, effets dont la valeur mal distinguée devient chaque jour la pierre d'achoppement de l'esprit versatile et le gage assuré de l'incurabilité des maladies. L'on se nourrira de vaines espérances tant que ce génie explicateur restera muet, et ne montrera point explicitement la matière de l'intempérie des humeurs, son intensité, ses complications, etc. *Ut omni errore sublato, rem plane, quæ venit in judicium, videre possitis.* Afin

qu'après avoir dépouillé tous ces faits de leurs enve-
loppes mystérieuses qui les déguisent, ils paraissent en
évidence et mis au grand jour.

*Quousque factorum monumentis fallacium quæ patho-
logiæ turpitudinem infligunt, humanitatisque angunt ani-
mum, erubescet patura?* Jusques à quand la nature
aura-t-elle à rougir de ces monumens de faits fabuleux,
qui déshonorent la pathologie et déchirent le sein de
l'humanité? *Quousque tot tantique errores eludent nos?*
Jusques à quand serons-nous le jouet de tant et de si
grandes erreurs? *Quousque de morborum origine fatale
silentio utetur pathologia?* Jusques à quand la pathologie gardera-t-elle un funeste silence sur la cause des
maladies? *Quousque in crassis tenebris vivet therapeu-
tica?* Jusques à quand la thérapeutique vivra-t-elle
dans d'épaisses ténèbres?

Si le propre de la science est d'établir d'une manière
invariable les règles de la pure raison médicale, les
véritables besoins de la nature; le propre de l'esprit
faux et systématique est de méconnaître les vrais principes, de les couvrir d'un voile impénétrable, et de
substituer de vains raisonnemens, qui semblent n'appartenir à la médecine que par l'étalage de mots insi-
gnifians et d'acceptions élégantes, aux renseignemens
solides de la raison physico-médicale, aux sages observations et aux savantes leçons de l'expérience. Ces
paralogismes ne peuvent alors que les conduire aux
plus grossiers sophismes, par les moyens desquels ils
cherchent à s'élever à un état prétendu de nature, et
à y fixer tous les regards; mais les plus clairvoyans et
les plus censeurs ne s'y laissent pas prendre, et se
hâtent de prouver que ces raisonnemens sont captieux
et plus propres à rendre sophistes qu'à éclairer.

Ne pourrions-nous pas assurer d'après la lecture de

tant d'auteurs, qu'il en est fort peu qui aient abordé la
principale question , cette causalité si précieuse à l'art
de guérir; qui aient prononcé péremptoirement sur
les faits qui émanent de telle ou telle cause, et qui aient
prescrit la vraie méthode à suivre dans tel ou tel traitement, dans tel ou tel tempérament, telle ou telle
complication, etc., etc., pour être initié dans la connaissance des faits, il faut d'abord savoir les apprécier
à leur juste valeur, distinguer les vrais d'avec les
faux, faire ressortir l'importance de ceux-là, les bien
caractériser, et démontrer la vérité de leur essence,
pour imposer silence à ceux-ci, qui ne sont que des
effets parasites, etc.; et les exposer tout naturellement,
sans aucune supposition fantastique, à l'esprit investigateur. La plupart des praticiens se rendent tant bien
que mal juges des faits morbides, sans s'inquiéter de
la source impure d'où ils découlent, etc. Mais de
quelles raisons peut-on se servir pour prouver que
tels faits sont plutôt de telle nature que d'une autre,
si l'on ignore absolument leur cause motrice , etc. *Ubi
stimulus, ibi fluxus.*

Ainsi toutes ces nouvelles doctrines , fruit amer de
l'ignorance, illégitimement enfantées par les transports d'une imagination exaltée , que le moindre bon
sens condamne, loin de tourner au profit de la science
et de l'humanité, elles leur deviennent infiniment nuisibles, en leur ouvrant la voie de la perdition, puisqu'elles ne leur présentent aucune garantie d'idées
justes, saines, d'explication raisonnable et solide, et
qu'on n'y découvre qu'une déviation manifeste des
bons principes, des plus simples notions des causes
prédisposantes, prochaines et immédiates; déviation
qui effraie l'esprit avide d'instruction physique et
d'investigation. C'est cette mobilité d'opinions sur la

situation aitiologique et pathologique, dont le langage
n'a d'autre fondement que la pitoyable supposition,
et que l'on rencontre dans tous les cas morbides, substitué à celui de la vérité et de la nature; parce qu'il
n'est pas le fruit de la moindre méditation, ni de notions fondamentales; c'est cette mobilité, dis-je, d'o-
pinions, qui déroute les médecins et les traîne dans les
sentiers obscurs de la divagation. Il ne manquait à
l'achèvement de la ruine des vrais principes de la
science médicale que la confusion du langage dénaturé
de la physiologie, qui a osé, avec un ton tranchant,
mettre le fantôme de son ignorance présomptueuse à
la place des vérités physiques, reconnues et consacrées
par les grands médecins de tous les siècles, et nous
présenter avec confiance la substitution de maximes
d'un esprit gigantesque et égaré aux dogmes impres-
criptibles et impérissables, émis et consacrés par tous
les médecins naturalistes et physiciens.

·   Le Diabétès nous fournit la preuve convaincante de
la déviation des bons principes de l'esprit médical, et
de l'empressement avec lequel celui-ci s'empare d'une
opinion hasardée, et qui, soumise à un rigoureux examen, n'offre aucun fondement, pas même celui de la
plus simple probabilité. Il suffit qu'une idée apparente
de causalité ait été jetée au vent, pour qu'elle ait été
avalée avidement, et qu'elle soit devenue un axiome
irréfragable, au-devant duquel tout genou médical
doit fléchir. Mais la raison naturelle allumant son
flambeau dans le génie de quelques dignes enfans
d'*Esculape*, les fait rougir de cette horrible idolâtrie
et les fait reculer d'épouvante. Il gémit de la crédulité ignorante et aveugle, et court s'enfoncer dans
les matières abstruses pour y chercher la vérité de
celles qui troublent l'ordre économique, et renverser

l'idole que l'esprit futile encense depuis long-temps.

Je vais finir par conclure que cette maladie ne prend et ne peut prendre sa source que dans la dépravation des fluides par les qualités délétères des sucs gastriques, principaux agens d'une infinité d'autres maladies, ce qui m'a été confirmé de plus en plus pár cinquante ans d'une sévère observation. J'ose encore ajouter et assurer que tant que l'esprit médical flottera dans le vague de l'incertitude aitiologique, sourira à des systèmes fantastiques et s'écartera de la ligne fondamentale des élémens pathologiques avérés par la science physique, il n'ira qu'à tâtons, consolidera de plus fort l'adage antique, *la médecine est un art conjectural*, et continuera de ne produire que des exemples de dangereuse conséquence. Qu'est-ce qui a donné lieu à cet adage? c'est le défaut d'une vraie et saine aitiologie, le défaut de notions physiques propres à chaque constitution, celui de justes appréciations èt de fidèles interprétations des diverses lésions organiques, etc., etc. Pourra-t-on jamais croire que le savant Rasori ait pu oser proposer le nitre pour la guérison du Diabétès? La raison physico-médicale fera toujours conclure que *humorum vitio fiunt morbi*.

Diabetes sufficit ad convincindos philosophos.

Je sens combien les amours-propres vont être blessés et révoltés de la mise en évidence de tant de vérités, de tant de funestes préjugés qui ont si puissamment obscurci l'horizon médical et l'ont parsemé d'écueils formidables pour les malades; mais l'humanité expirant tous les jours, sous les traits aigus de la tyrannique prévention, m'en a fait la loi, m'a ordonné de venir à son secours, et de la sauver de l'abîme ténébreux où la poussent tous les jours les noirs systèmes. Toutes les vérités ne sont pas bonnes à dire, me dirat-on; mais je répondrai que la société humaine inspire trop d'intérêt pour ne pas signaler l'erreur qui compromet son existence, et que la tolérance absolue rend coupable de complicité. Je crois d'ailleurs lui rendre un service d'autant plus grand qu'il n'y aura pas un seul lecteur qui ne sache apprécier les démonstrations physiques, si vraies et si naturelles, que j'ai consignées dans mon ouvrage, qui est le fruit de l'étude journalière, pendant cinquante ans, de la natude malade, de la sévère observation, de l'expérience. Puissent les grandes vérités physico - médicales qu'il renferme être goûtées et exciter le zèle des jeunes médecins, pour arrêter le torrent dévastateur du champ de l'humanité, par leur dévouement à la proscription de tant de systèmes absurdes ; ce qui assurera leur célébrité et leur préparera toutes les bénédictions de la société.

> Le médecin ne fait aucun bien sur la terre,
> S'il n'a le bon esprit que la raison éclaire ;
> S'il ne secoue, enfin, le joug impérieux
> D'un système choquant, faux et injurieux,
> Qui, dans l'égarement, ne fait que des victimes ;
> Eh! sans jamais rougir du tableau de ses crimes.
> Cependant, le courroux de la terre et des cieux
> En signale l'horreur et dessille les yeux.
> Ce spectacle sanglant fait frissonner de rage,
> Si l'on pense un instant à son affreux ravage.
> Le ciel, la terre, enfin, ensemble conjurés,
> Viennent de foudroyer ces gens dénaturés.

FIN.

www.ingramcontent.com/pod-product-compliance
Lightning Source LLC
Chambersburg PA
CBHW070558050526
44396CB00007B/1341